AF503020

THÉRAPIE HYDROMINÉRALE

LES
STATIONS BALNÉAIRES
DE LA BELGIQUE

THÉRAPIE HYDROMINÉRALE

LES
STATIONS BALNÉAIRES
DE LA BELGIQUE

PAR

le Pr Docteur Jules FÉLIX

Médecin honoraire de la Maison du Roi
Chirurgien de l'hospice Ste-Gertrude
Fondateur et administrateur de l'Institut international de Plasmologie
et de Biomécanique universelles

Troisième édition, entièrement remaniée

BRUXELLES
HENRI LAMERTIN, ÉDITEUR
58, Rue Coudenberg

1912

TABLE DES MATIÈRES

PREMIÈRE PARTIE

La Thérapie hydrominérale

DEUXIÈME PARTIE

TROISIÈME PARTIE

Mémoires et Documents divers

Préface de la 3ᵉ Édition.

Le Gouvernement belge, le Sénat et les Chambres
ont décidé dans la dernière session parlementaire de
travailler à la renaissance de nos belles villes d'eaux,
Ostende et Spa, dont la vogue et la situation économique sont si compromises.

Les Chambres et le Sénat ont voté, à la presque
unanimité des membres, une somme de 5 $^1/_2$ millions
de francs pour l'édification d'un *grandiose Palais des
Thermes à Ostende* et un crédit de 100,000 francs pour
la Commission gouvernementale nommée afin d'étudier
les améliorations et les transformations des sources et
des bains de Spa, indispensables à la prospérité et à la
renaissance de notre belle station thermale et climatique
ardennaise. Nous pouvons donc espérer que dans un
avenir prochain, Ostende, grâce à son climat marin, à
ses eaux artésiennes médicinales et à l'eau de mer,
cette grande source minérale par excellence, utilisées
sous toutes les formes prescrites par la thérapie hydro-
minérale moderne, et Spa, la perle des sources ferrugineuses, silicatées et carbo-gazeuses du monde, identiques à celles de Saint-Moritz en Engadine, devien-
dront deux villes thermales, belles, grandes et prospères,
capables de rivaliser avec les plus belles villes d'eaux

si prospères et si riches, de la Suisse, de la France, de l'Allemagne, de l'Italie, de l'Autriche-Hongrie. etc.

Pour atteindre ce but qui sera une œuvre scientifique, économique et nationale considérable, il est indispensable *que l'État belge en soit la cheville ouvrière et en prenne la haute administration.* C'est depuis que les Eaux minérales de Baden-Baden sont administrées en régie par le Gouvernement grand-ducal de Bade, que la ville s'est développée d'une façon merveilleuse et grandiose, et que le nombre des étrangers, qui y viennent séjourner pour faire la cure et pour leur agrément, augmente chaque année, et s'élève à 80,000. Aussi, la ville de Baden-Baden, en prévision de la progression incessante des villégiateurs étrangers, a déjà outillé ses bains et ses hôtels pour pouvoir y recevoir 100,000 personnes par année, et elle vient de commencer des travaux d'agrandissement et d'embellissement du Kursaal, qui coûteront 12 millions.

Mais il ne suffit point, pour la prospérité d'une ville d'eaux, que l'État et les pouvoirs publics y fassent les transformations et les améliorations indispensables pour retenir et attirer les étrangers par le confort et la beauté de l'outillage hydro-thérapique, il faut encore que la ville soit grande par ses avenues et ses rues larges, saines et esthétiques ; il faut que des hôtels et des magasins modernes attirent les étrangers, et il faut surtout que les hôteliers belges se mettent par l'instruction, l'éducation et la pratique, à la hauteur des hôteliers suisses, allemands et français. Sans cela, il n'est rien à espérer pour la renaissance de Spa ; le public l'abandonnera et ira à Saint-Moritz dont les eaux sont les mêmes que celles de Spa, et ailleurs, où les plus exigeants des curistes trouveront tout à leur entière satisfaction.

L'Allemagne et la Suisse ont compris, depuis 1873, que la richesse et la prospérité des villes d'eaux et des stations climatiques *dépendent exclusivement de leur exploitation scientifique et économique*, et que leur beauté et leur opulence sont une des sources principales de la richesse nationale. Aussi, en Allemagne et en Suisse, tout le monde s'intéresse aux villes de cures d'eaux et d'air, et chacun s'en préoccupe vivement en dehors et au-dessus de tout esprit de parti politique ; une seule pensée, un seul idéal unissent tous les habitants et se résume en ces mots : « *Excelsior, pour la patrie, grande, belle et prospère!* »

Voilà ce que les Belges doivent comprendre et savoir, s'ils ne veulent pas continuer à être les séculaires retardataires du progrès et à mettre notre Belgique à la queue des nations civilisées.

C'est pour initier le public à ces grandes questions et à ces problèmes de prospérité nationale que nous avons fondé la *Société d'Hydrologie et de Climatologie médicales de Belgique*, et je crois utile de rééditer mon petit livre en y ajoutant des documents très intéressants dont les lecteurs pourront profiter.

Dr JULES FÉLIX.

Juin 1912.

Préface de la 1ʳᵉ Édition

« J'écris ceci pour les médecins, pour le
public et dans l'intérêt de mon pays. »

L'étude et la pratique de la thérapie hydrominérale ont pris depuis quelques années un grand développement et une très grande importance au point de vue médical, économique et social, grâce aux remarquables et nombreux travaux des médecins hydrologues français et allemands et aux installations balnéaires modernes et scientifiques des stations minéro-thermales les plus en vogue de l'Europe.

L'hydrologie médicale a été jusqu'ici négligée, presque méconnue en Belgique et je crois faire œuvre utile, en publiant le résumé de mes leçons à l'Université nouvelle.

L'utilité des grands traités didactiques semble de plus en plus précaire. Mon objectif est de faciliter les recherches et les études hydrologiques dans cette branche spéciale de l'art de guérir, d'en exposer les principes et l'orientation dans la voie de l'observation rigoureuse des faits et de l'interprétation des phénomènes physiologiques et thérapeutiques d'après les lois naturelles et les données de la science positive et expérimentale dont les découvertes et les progrès sont incessants.

Mon but est de guider les médecins et le public dans l'emploi et l'application des eaux minérales à l'hygiène et à la médecine et de combattre l'empirisme aveugle et spéculatif si nuisible à tous les points de vue, en préconisant l'exploitation rationnelle et scientifique des stations thermo-minérales et en enseignant les dangers et les avantages, les indications et les contre-indications de la cure hydrominérale.

Puisque la Belgique possède des ressources balnéaires, climatiques et hydrominérales précieuses sur le littoral de la mer du Nord et dans nos belles stations de Chaud-fontaine et de Spa, j'ai cru de mon devoir de signaler ces richesses et ces ressources, hélas ! trop méconnues.

Dr JULES FÉLIX.

Janvier 1903.

PREMIÈRE PARTIE

LA

THÉRAPIE HYDROMINÉRALE

I. Notions historiques.

Usage antique des eaux minérales et thermales chez les peuples primitifs.

L'homme primitif, chasseur, pasteur (nomade) utilisa l'eau pour ses besoins et ceux de ses bestiaux et lorsqu'il rencontra des sources d'eaux naturellement chaudes, il fut frappé, étonné d'un pareil phénomène naturel, dont le manque d'observation et d'éducation intellectuelle lui fit remonter la cause et les effets merveilleux à une *puissance surnaturelle*, en dehors et au-dessus de la nature, d'où la conception du merveilleux, du surnaturel et de l'intervention d'une ou de plusieurs *divinités;* d'où naquit plus tard la conception miraculeuse des eaux minérales thermales et naturelles. — Cultes et pratiques religieuses, pèlerinages chez tous les peuples païens et chrétiens etc., en faveur et en l'honneur des sources d'eaux minéro-thermales.

Ce culte des eaux fut, peut-on dire, l'origine empirique de la balnéologie et de l'hydrothérapie moderne et scientifique, comme la superstition fut la base de son exploitation. Mais nul peuple, plus et mieux que les Grecs et surtout les Romains, n'a utilisé les eaux minérales naturelles et thermales au profit de l'hygiène et de la santé.

Partout sur le passage des armées romaines on a retrouvé les traces de nombreux et importants établissements balnéaires auxquels rien de ce qui existe aujourd'hui ne peut être comparé comme splendeur et architecture.

Les empereurs firent construire des bains somptueux et gratuits à Rome ; au IIIe siècle avant Jésus-Christ, Agrippa fit ajouter 170 bains nouveaux à ceux qui existaient déjà et fit construire les thermes du Panthéon, qui occupaient 36,000 mètres carrés.

Les thermes Caracalla couvraient une surface de plus de vingt hectares.

Partout le passage des Romains conquérants est signalé par des stations balnéaires dont on a retrouvé les ruines des somptueuses installations, par exemple : à Royat, à Plombières, à Bourbon Lancy, à Vichy, à Tongres, au Montdore, en Algérie et ailleurs.

II. — Notions générales sur l'origine et les propriétés de l'eau.

L'eau est le produit de la combinaison chimique de deux gaz : l'hydrogène et l'oxygène (protoxyde d'hydrogène) démontrée en 1789 par Lavoisier, qui prouva expérimentalement que ces deux gaz en se combinant entre eux forment une quantité d'eau représentée par la somme de leurs poids ($H^2 O$).

C'est par des expériences semblables sur la plupart des composés chimiques que Lavoisier établit au moyen de la balance de précision la loi qui porte son nom, qui est la base de la science positive moderne et qui trouve son application dans toutes les branches de l'activité physique et intellectuelle, dans le commerce, l'industrie, l'agriculture aussi bien que dans la philosophie, la physiologie, la thérapeutique, l'hygiène, même dans la sociologie et l'économie politique, à savoir que :

Rien ne se perd, rien ne se crée, rien ne meurt et tout se transforme.

La loi de Lavoisier est la loi universelle.

L'origine de l'eau explique que ce liquide peut exister et se former partout, chaque fois que l'hydrogène et l'oxygène se trouveront en quantité suffisante et dans des conditions favorables à leur combinaison, soit dans l'atmosphère, soit à la surface ou à l'intérieur de la terre, soit même dans les minéraux, les végétaux et les animaux y compris l'homme, qui ne peut plus être considéré comme un être à part dans la nature, en dehors ou au-dessus des autres êtres, ni de la nature elle-même (1).

Propriétés physiques de l'eau.

L'eau pure est inodore et sans saveur. Elle se présente dans la nature, suivant la température et les pressions, sous trois états : glace ou neige, *état solide*, *cristallisation* sous diverses formes ; *état liquide*, rivières, lacs, mer, pluie ; *état gazeux*, dans l'atmos-

---

(1) Le professeur Armand Gautier a démontré l'origine éruptive des sources thermales et a calculé que 1,000 mètres cubes de roches volcaniques renferment assez d'eau pour alimenter toutes les sources thermales de la France à raison de 43,000 litres par minute.

phère, brouillard, nuage, vapeur d'eau. L'eau à 0° en se réduisant en vapeur augmente *de 1700 fois son volume* : cela explique les variations et les perturbations atmosphériques : vents, tempêtes, grêle, cyclones, etc., après de fortes chaleurs ou de très grands froids (phénomènes physico-chimiques naturels).

L'homme est parvenu en imitant la nature et en observant ses lois à produire industriellement l'eau sous les états de glace et de vapeur.

L'eau augmente de volume en se solidifiant et perd de sa densité qui de 1000 tombe à 0.91674 (Bunsen). L'eau à l'état liquide se contracte de 0° à 4° c. puis se dilate si l'on continue à la chauffer ; à 0° elle est 773 fois plus dense que l'air.

Sa chaleur spécifique, ou *sa capacité* calorifique, c'est-à-dire la quantité de chaleur absorbée par un corps pour élever sa température de 0° à 1 degré, est prise *pour unité*, parce qu'elle varie très peu avec la température. Elle est 30 fois supérieure à celle du mercure et de beaucoup supérieure à celle des autres liquides.

L'eau bout à 100° centigrades sous une pression de 760 millimètres.

La température critique (Andrews) est de 370° et sa *pression critique* de 195 atmosphères. La densité de la vapeur d'eau est de 0.622.

La chaleur absorbée dans sa vaporisation est égale à 0.537 calories par gramme ou (9 c. 66 pour $H^2O = 18$ grammes). La chaleur absorbée *dans sa fusion* 0 c. 080 par gram., soit 1,44 calorie pour $H^2O = 18$ gram.

La chaleur spécifique et *la chaleur de fusion* ou de vaporisation de l'eau sont de beaucoup supérieures à celles des autres liquides. Ces propriétés exceptionnelles empêchent à la surface de la terre des variations brusques de température qui y rendraient impossible l'existence des animaux et des végétaux. Elles expliquent comment sur les côtes de la mer, où l'air est saturé de vapeur d'eau, il fait moins froid en hiver et plus frais en été. En effet, par le froid une quantité de vapeur d'eau se liquéfie et rend à l'atmosphère du calorique ; par la chaleur c'est le contraire.

Couleur de l'eau : incolore en petites masses ; bleu indigo en grandes masses (lac de Genève) ; verdâtre par les matières organiques en dissolution, voilà pourquoi les *eaux verdâtres* ont été reconnues de tout temps comme mauvaises et dangereuses pour la santé.

Au congrès d'hydrologie de Liége (1898), M. le professeur Firket, ingénieur, a démontré dans une remarquable conférence, l'influence sur la coloration des eaux, de la *diffusion* de la lumière qu'elles reçoivent. Cette diffusion de la lumière du jour se produit grâce aux particules infiniment petites qui les troublent si *finement* que ces particules échappent à une constatation directe. (*Polarisation de la lumière des eaux des lacs par Soret et Hagenbach.*)

Propriétés chimiques de l'eau.

L'eau pure est *neutre* et ne réagit point sur les réactifs colorés (papier de tournesol bleu et rouge).

La combinaison de l'hydrogène et de l'oxygène (H_2O) pour former de l'eau produit une température de 2000° ; malgré cela, l'eau se décompose déjà à une température supérieure à 1000°, d'après les expériences de Ste Claire Deville. Grove a prouvé expérimentalement la décomposition de l'eau par la chaleur en y plongeant une boule de platine rougie au rouge blanc ; l'hydrogène et l'oxygène de l'eau se dégagent alors autour de la boule de platine et forment un mélange détonant.

L'électricité peut décomposer l'eau (expériences de Carlisle et Nicolson en 1800).

Beaucoup de corps simples, métaux, métalloïdes, même des micro-organismes, peuvent décomposer l'eau ; les uns, comme le carbone, le soufre, le chlore pour lui prendre son hydrogène et former de l'acide chlorhydrique, etc. ; les autres, comme le potassium, le fer, le plomb, etc. pour prendre son oxygène et former des oxydes.

L'eau forme de *véritables combinaisons* chimiques avec un grand nombre de corps, combinaisons en proportions bien définies et appelées *hydrates*. L'eau dissout un grand nombre de corps *sans les* décomposer ; mais il existe des sels qui dans leur contact avec l'eau se séparent en deux parties : l'une *insoluble* se précipite ; l'autre *soluble* reste en dissolution dans l'eau. Ce phénomène, sur lequel Chevreul a attiré le premier l'attention des chimistes, est de *la plus haute importance pour l'étude thérapeutique des eaux minérales.*

Affinité chimique.

L'eau en présence de divers corps qu'elle tient en dissolution peut jouer à leur égard le rôle *de base ou d'acide*, d'après certaines circonstances très intéressantes à étudier.

Il importe pour bien étudier les propriétés physicochimiques des eaux minérales de tenir note que la matière est *impénétrable*, que ses mollécules ne pénètrent point *les unes dans les autres,* mais qu'elles sont juxtaposées harmoniquement entre elles et *douées chacune* du mouvement perpétuel régi par les lois de la gravitation. Il n'y a donc que de la matière éternelle et toujours en mouvement.

Propriété dissolvante de l'eau.

L'eau dissout les solides, les liquides et les gaz, tous ou presque tous les corps, même ceux qui comme l'or et le platine paraissent insolubles. C'est ce que le Dr Garrigou, de Toulouse, a établi expérimentalement, en analysant de très grandes quantités, *des mètres cubes* d'eaux minérales naturelles, dont il recueillait par évaporation dans le vide les résidus secs, il a trouvé presque tous les métaux connus, y compris l'or, l'argent, le platine, le cuivre, le plomb, le zinc, le mercure, etc. dans un très grand nombre de sources minérales de l'Europe et surtout des Pyrénées et c'est à la présence de ces métaux (*sous un état dynamique et de divisibilité grande, les ions*) qu'on a pu expliquer rationnellement leurs vertus médicinales (*métallothérapie* du Dr Burcq).

C'est ainsi que l'observation et les découvertes physico-chimiques reculent et diminuent chaque jour le champ de l'*incognoscible,* du *surnaturel* et du *merveilleux*, et que les *effets miraculeux* des eaux minérales, « le *quid divinum*, » d'autrefois s'expliquent aujourd'hui de plus en plus par la physique et la chimie appliquées à la biologie et à la médecine (1).

Propriétés électriques de l'eau.

L'eau est un grand accumulateur de chaleur; c'est à cette propriété que les environs du lac de Genève, qui accumule en été d'innombrables calories, doivent leur climat si doux et si bienfaisant. Mais comme tout se transforme et que la vie, ainsi que la lumière, la cha-

(1) Voir *Synthèse hydrologique* par le professeur Dr Garrigou. Rueff, éditeur, Paris 1896.

leur, l'électricité ne sont que des formes, des aspects différents de *l'énergie*, qui n'est elle-même que *de la matière perpétuellement en mouvement*. L'eau est aussi un grand accumulateur d'électricité; *les ions libres*, c'est-à-dire *les éléments moléculaires disjoints par un courant électrique* (Faraday), des diverses substances que les eaux minérales tiennent en dissolution jouent le plus grand rôle dans les propriétés biologiques et thérapeutiques des eaux minérales naturelles, grâce aux multiples réactions électro-chimiques qu'ils provoquent.

III. — Les eaux minérales naturelles; leur origine et leurs propriétés physico-chimiques

Les eaux minérales sont des solutions aqueuses des diverses substances organiques et inorganiques en plus ou moins grandes quantités, qu'elles puisent dans les divers milieux qu'elles traversent, l'air, les terrains, les roches.

La composition chimique des terrains a donc une très grande influence sur la minéralisation des eaux naturelles.

Les milieux artificiels, créés par l'homme pour les besoins de l'industrie, peuvent aussi influencer d'une manière nuisible la qualité et la composition des eaux : notamment les fumiers, les matières organiques en décomposition, les produits chimiques, les détritus et les eaux contaminées des fabriques. De là, danger pour la santé des hommes et des animaux par l'insalubrité des cours d'eaux potables; le dépeuplement des rivières par l'empoisonnement des poissons au moyen de produits chimiques et *l'importance du captage et d'une zone de protection* des sources minéro-thermales, pour les mettre à l'abri de toute cause de contamination et d'infection.

L'analyse chimique qualitative des eaux minérales naturelles est d'une grande importance et c'est aux méthodes de laboratoire du Dr Garrigou, de Toulouse, qu'on doit la découverte de tant de métaux et de matières organiques, substances grasses dans l'eau de Barèges; alcaloïde organique dans l'eau de Royat-St-Mart et dans les eaux de Chàteauneuf, de Bagnères de Bigorre, de la Bourboule.

Le procédé nouveau du Dr Garrigou consiste à traiter, à la source même, une assez grande quantité d'eau minérale par le brassage avec *l'hydrate de baryte qui précipite tous les oxydes métalliques,* sauf les alcalins. Il emporte ce précipité abondant au laboratoire pour en séparer les acides, les oxydes métalliques par les procédés classiques. Après cette opération par l'hydrate de baryte, le Dr Garrigou laisse se clarifier l'eau, décante le liquide qu'il lave à la benzine, à l'éther de pétrole, au chloroforme, en prenant pour chaque lavage des quantités nouvelles d'eau. C'est ainsi qu'il a découvert des substances curieuses à étudier, des graisses, un acide spécial, des substances qui se comportent comme des alcaloïdes. (Rapport au Congrès de 1902, à Grenoble.)

La minéralisation des eaux naturelles, qui s'évalue par l'analyse chimique *(autant de grammes de sels minéraux par litre),* est en rapport avec la qualité des terrains qu'elles traversent et la solubilité des éléments chimiques de ces terrains ; ex. : eaux alcalines de Vichy et de Vals (bicarbonate de soude) ; eaux salines ou chlorurées de Chatel Guyon de Bourbon-Lancy, de

Nauheim (chlorure de sodium et de magnesium) ; eaux sulfureuses de Luchon, de St-Sauveur (sulfure de sodium) ; eaux ferrugineuses de Spa (bicarbonate de fer).

De la prédominance en qualité de tel ou tel sel minéral, on a fait la division des eaux minérales en alcalines, ferrugineuses, salines, sulfureuses, etc., division classique purement conventionnelle et peu rationnelle au point de vue médical, parce que les propriétés thérapeutiques des eaux dépendent bien plus de *leur synthèse hydrologique* (Garrigou) que de la prédominance de telle ou telle substance minérale.

La composition des eaux minérales est très complexe et les procédés d'analyse si perfectionnés par le Dr Garrigou et le Prof. Frésénius ont fait découvrir des substances en solution dont on n'aurait jamais pu supposer l'existence Elles renferment *des métaux* à l'état de sels : bicarbonatés, chlorures, sulfates, phosphates, silicates, crénates, de potassium, de calcium, de sodium, de lithium, de fer, et même à l'état moléculaire *(ions libres)*, colloïdal et de ferments métalliques (Albert Robin).

Des gaz : oxygène, azote, acide carbonique, acide hydro-sulfureux, ozone, argon, hélium, néon, etc., les gaz rares d'après Ch. Moureux.

Des substances organiques : barègine, sulfurine, glairine, des algues (eaux des Pyrénées).

Des diastases : substances organiques, des enzymes, des bactéries (Dr Effront), qui produisent des fermentations.

Les diastases ou ferments organiques (enzymes, zymases), joueraient un grand rôle dans l'action physiologique et thérapeutique des eaux minérales (Dr Calmette) et expliqueraient, *avec les ions libres,* les propriétés médicinales si remarquables et si extraordinaires des eaux minérales *oligo-métalliques*, c'est-à-dire des eaux n'ayant qu'une minéralisation très faible, insignifiante, telles Penticosa = 12 centigrammes par litre ; Chaudfontaine = 48 centigrammes ; Évian = 28 centigrammes ; Bormio = 1,020 gramme, etc.

La température des eaux minérales est aussi différente que leur composition chimique ; elle dépend de multiples causes : la profondeur d'où elles jaillissent ; on compte que la température des eaux augmente *d'un degré par 31 mètres environ de profondeur* ; exemple : en tenant compte de la température de 10° de l'air atmosphérique, les eaux thermales de Chaudfontaine qui ont 35° c. de température à la source proviendraient d'une profondeur de 31 × 25 = 775 mètres.

Ce qui est remarquable, c'est la stabilité de la température et de la minéralisation de toutes les sources minérales. Mais il est encore d'autres facteurs dont il faut tenir compte et qu'il est impossible d'apprécier mathématiquement ; ce sont :

1° Les réactions chimiques qui se produisent entre les substances dissoutes par l'eau dans les diverses couches des terrains qu'elle traverse ;

2° Les causes d'échauffement de l'eau au contact des parois des roches et en raison des pressions des vapeurs qu'elles subissent dans l'intérieur de la terre et de leur force ascensionnelle ;

3° Des causes de refroidissement dans leur trajet ascensionnel au contact de roches refroidies par des causes quelconques, ou par le mélange d'eaux plus froides.

L'état électrique des eaux minérales dépend *des réactions chimiques* multiples qui se produisent ; *du frottement et du mouvement ascensionnel* de l'eau dans les crevasses rocheuses d'où elles émergent (tout frottement détermine de l'électricité et de la chaleur) ; de la quantité des *ions libres* ; c'est là une des caractéristiques des eaux *oligo-métalliques thermales*, qui sont si peu minéralisées, qui proviennent des plus grandes profondeurs terrestres et sont médicalement si actives et radio-actives.

Eaux mortes et eaux vivantes.

Les médecins hydrologues, témoins de la différence et de la diminution des propriétés des eaux minérales chaudes lorsqu'elles sont employées au griffon ou lorsqu'on les a laissé refroidir pour les embouteiller et les exporter, ont qualifié d'*eaux vivantes* les eaux minérales prises à leur émergence et d'*eaux mortes* les eaux thermo-minérales refroidies et exportées.

Tout ce qui précède rend parfaitement compte de la justesse de ces appréciations et de cette importante distinction. Il faut ajouter que les eaux embouteillées, même froides, ne conservent pas non plus la même quantité des gaz naturels (hydrogène sulfuré, oxygène, azote, acide carbonique, ozone, argon, clipton), ni leur radioactivité qui font partie de leur synthèse hydrominérale. Il y a donc pour la plupart des eaux minérales et surtout pour les eaux thermales, grand avantage à *faire la cure à la station* et sous la direction d'un médecin hydrologue capable de diriger le traitement d'après son expérience des eaux minérales et suivant la constitution, le tempérament, l'idiosyncrasie du malade, la nature, la marche et la période de sa maladie. Le meilleur réactif de la cure c'est le baigneur et le médecin expérimenté peut seul bien apprécier et diriger ses réactions par l'administration éclectique et rationnelle du traitement hydrominéral.

IV. — Rôle de l'eau dans la nature.

L'eau est répandue partout dans la nature; elle existe dans les minéraux, les végétaux et les animaux. Elle constitue l'élément principal des êtres organisés, l'élément essentiel de la vie, sans eau la vie est impossible.

L'eau constitue chez les animaux et les végétaux la plus grande partie de leur être. Le corps d'un homme adulte renferme environ 76 % d'eau ; les végétaux en renferment de 80 à 90 %. Tous les minéraux contiennent une quantité assez notable d'eau, surtout à l'état de sels ; l'eau de cristallisation joue chez eux un rôle très important. (G. Renaudet, l'*Évolution de la matière et la plasmogénie*.)

L'eau sert principalement de liquide pour dissoudre les matériaux organiques et inorganiques nécessaires à la nutrition des cellules; c'est le véhicule des éléments indispensables à la nutrition et des détritus résultant du travail cellulaire qu'il charrie vers les organes de la sécrétion et de la combustion.

L'eau est l'agent indispensable à l'osmose (endosmose et exosmose) dont les phénomènes règlent la nutrition et la dénutrition des cellules de l'organisme, cette merveilleuse collectivité naturelle.

L'eau ne dissout pas seulement les corps organiques et inorganiques, mais elle se combine avec eux, joue à leur égard et suivant leur état électro-chimique le rôle d'acide ou de base pour former des composés spéciaux, des hydrates bien définis. C'est en vertu de cette propriété spéciale que l'eau joue un si grand rôle dans les phénomènes de l'osmose et de la nutrition cellulaire et dans la composition chimique du protoplasme. (1)

(1) Voy. *La Vie des minéraux* par Dr Jules Félix. Éditeur Lamertin, Bruxelles, 1910.

L'analyse chimique a démontré que le corps d'un homme pesant 65 kilogrammes renferme :

Kilogr. 49,500 d'eau, soit 76 % de son poids total ;

Kilogr. 5,194 de sels minéraux, soit gram. 0.104 par litre d'eau ;

Kilogr. 10.306 de matières organiques, soit environ gr. 0,207 par litre d'eau.

Conclusions : I. Les êtres y compris l'homme ne sont en fait que des solutions aqueuses de matières organiques et inorganiques, et toutes les fonctions de la vie ne sont que la synthèse de réactions physico-chimiques. (1)

II. Il existe entre les liquides du corps de l'homme et certaines eaux minérales naturelles de singulières et intéressantes ressemblances quant à leur composition chimique. Ce qui prouve l'importance hygiénique et médicinale des eaux minérales naturelles.

III. La minéralisation du corps de l'homme, qui est de *104 milligrammes* par litre d'eau, *est inférieure* à celle des eaux minérales les moins minéralisées, telles que Penticosa *(129 milligrammes par litre)* ; Plombières *(370 milligrammes)* ; Chaudfontaine *(488 milligrammes)* ; Évian *(533 milligrammes)* ; St-Christau *(265 milligrammes),* qui jouissent de vertus thérapeutiques bien établies et d'une réputation séculaire et universelle.

---

(1) *Les maladies épidémiques au XXe siècle,* par le Dr Jules Félix. Librairie Lamertin, éditeur.

I. Tableau de l'analyse du corps d'un homme de 65 kilogrammes : (1)

Eau	49500	grammes	= 76 % du poids total.
Albumine	7500	»	= 0,152 gramme pour 1000 grammes d'eau.
Phosphate de chaux	3940	»	= 0,080 » » » » »
Graisse	2060	»	= 0,042 » » » » »
Gélatine des os.	2055	»	= 0,042 » » » » »
Kératine.	1877	»	= 0,038 » » » » »
Chondrine	703	»	= 0,014 » » » » »
Carbonate de chaux	475	»	= 0,009 » » » » »
Hémoglobine	703	»	= 0,014 » » » » »
Fluorure de calcium	230	»	= 0,005 » » » » »
Neurine ⎫			
Lécithine ⎬	405	»	= 0,008 » » » » »
Cérébrine ⎭			
Phosphate de magnesium . . .	218	»	= 0,004 » » » » »
Chlorure de sodium	218	»	0,004 » » » » »
Cholestérine ⎫			
Inosite ⎬	93,3	»	0,018 » » » » »
Glycogène ⎭			
Silicate de sodium.	69,1 ⎫			
Silicate de potassium	50,6 ⎬	»	0,002 » » » » »
Silice.	2. ⎭			

(1) Voy. *Contribution à la Thérapie des eaux minérales*, par le Dr Jules Félix. (1906, Gand.)

II. Tableau comparatif de la minéralisation de l'eau du corps humain et de celle de l'eau thermale la moins minéralisée de l'Europe.

Eau du corps humain par litre :

Carbonate de chaux	gr. 0,009
Chlorure de sodium	0,004
Silice et silicates alcalins	0,002
Phosphate de magnesium	0,004
Phosphate de chaux	0,080
Fluorure de calcium	0,005
Total	gr. 0,104

NOTA : Ces tableaux prouvent que les eaux oligo-métalliques *les moins minéralisées* ont encore une minéralisation par litre, bien supérieure à la minéralisation de l'eau du corps humain.

Source de Penticosa (Espagne) 27°,5 29°.

Carbonate de chaux	gr. 0,005
Chlorure de sodium	0,025
Silice et silicates alcalins	0,019
Chlorure de magnesium	0,005
Sultate de soude	0,074
Gaz azote (argon?)	$744C_3$
Total	gr. 0,128

Sail-les-Bains	gr. 0,453	par litre.
St-Laurent (Ardèche)	0,682	»
Gastein (Autriche)	0,333	»
Ragatz-Gleffers	0,287	»
Schlangenbad	0,316	»
Chaudfontaine	0,488	»

III. Tableau comparatif des sels de la lymphe et des eaux minérales.

Minéralisation de la lymphe du cheval.

Chlorure de sodium	gr. 5,650
Soude	1,300
Potasse	0,110
Acide sulfurique	0,080
Acide phosphorique	0,020
Phosphate terreux	0,200
Total	gr. 7,560

Analyse de Schmidt.

Minéralisation des eaux de Bourbonne.

Chlorure de sodium	gr. 5,800
Chlorure de magnesium	0,400
Carbonate de chaux	0,100
Sulfate de chaux	0,880
» de potasse	0,130
Silicate de soude	0,120
Alumine	0,130
Bromure de sodium	0,065
Protoxyde de fer	0,003
Oxyde de maganèse	0,002
Total	gr. 7,630

IV. Tableau comparatif des sels du plasma sanguin (analyse de Schmidt) et des Eaux minérales chlorurées.

1000 grammes de plasma renferment :

Chlorure de potassium . . . . . . gr.	0,359
» de sodium	5,546
Sulfate de potassium	0,281
Phosphate de sodium	0,271
Sulfate	1,532
Phosphate de calcium	0,298
Phosphate de magnesium . . .	0,218
Total gr.	8,505

Nota : Un grand nombre de sources chlorurées sodiques ont une analogie remarquable de minéralisation avec le sang, la lymphe, etc.; cela explique l'importance médicatrice de la cure d'eau.

Parmi ces sources les eaux artésiennes d'Ostende occupent le premier rang. (Voy. *Les Analyses* par Sobry et Goffin, par Dewalque et par A. Gautier.

1608 grammes d'eau de
KISSINGEN, SOURCE RAKOCZY renferment :

Chlorure de potassium . . . . gr.	0,286
» de sodium	5,822
Sulfate de magnésie	0,587
» de chaux	0,389
Carbonate de chaux	1,060
Phosphate de calcium	0,005
Chlorure de magnesium . . .	0,342
Bromure de sodium	0,009
Nitrate de soude	0,009
Chlorure de lithium	0,020
Carbonate de magnésie . . .	0,017
» de protoxyde de fer . .	0,031
Acide silicique	0,012
Ammoniaque	0,001
Total gr.	8,595

Par ces tableaux on voit combien *quantitativement* les substances du corps humain dissoutes dans l'eau ressemblent aux eaux minérales naturelles.

V. — Action physiologique et thérapeutique des eaux minérales naturelles.

Les eaux minérales naturelles agissent sur l'économie vivante par leur température, leur minéralisation complexe, leur électricité, leur radioactivité, les gaz et les micro-organismes de fermentation, les diastases, enzymes, alcaloïdes, qu'elles renferment, les métaux à l'état colloïdal et les gaz rares.

M. Moureu a étudié les gaz rares renfermés dans les eaux minérales. Il a constaté de l'argon, de l'hélium et du néon ; dans certaines eaux, il a rencontré le crypton. La présence de l'hélium est particulièrement significative, ce gaz dérivant du radium et se trouvant en étroite corrélation avec les propriétés radioactives des eaux minérales. De quelques sources, il se dégage ainsi plusieurs mètres cubes d'hélium chaque année. L'action des eaux est différente suivant leurs diverses applications : *externes* (bains, douches maillots, compresses), et *internes* (boisson, inhalation, pulvérisation, humage, irrigations).

Chacun de ces modes d'administration des eaux minérales a des règles, des indications spéciales suivant les effets à obtenir et les cas à traiter. C'est à la science, à l'expérience et à l'art du médecin hydrologue que le malade devra le succès de sa cure, car en hydrologie médicale autant qu'en médecine, s'il y a des maladies à diagnostiquer, *il n'y a que des malades* et *non des maladies à soigner* et à *traiter*.

Les bains et les douches peuvent être toniques, calmants, résolutifs, excitants suivant la nature des eaux, leur température, leur durée et leur mode d'administration.

Il en est de même des applications locales telles que les compresses, les maillots ; les étuves d'eau chaude et de vapeur (bains turcs, bains russes, bains de boues). En règle générale : 1º Les *bains et applications froides y compris les douches,* c'est-à-dire en dessous de 25º centigrades, doivent être de courte durée, au plus quinze minutes pour le bain, une à deux minutes pour la douche, et suivis de frictions et de mouvement pour obtenir la réaction. Ils ne peuvent être administrés sans danger que lorsque l'estomac est vide et que la digestion est complètement terminée. C'est la médication tonique par excellence dans les mains d'un médecin expérimenté.

2º *Les bains calmants* ou *bains tièdes sédatifs* se prennent à une température qui ne dépasse point 34º c. et leur durée peut être d'au moins une demi-heure et prolongée même de plusieurs heures suivant les cas et les prescriptions spéciales du médecin. Les bains prolongés exigent pour les malades de la prudence et une surveillance médicale sérieuse.

3º Les bains chauds et excitants se donnent à la température variable de 35º c. à 45º c. sous la surveillance et d'après la prescription spéciale du médecin pour chaque malade ; leur durée ne dépasse guère dix à vingt minutes. La réaction après le bain chaud s'obtient par le repos et la sudation au lit ; quelquefois il est suivi d'une douche froide en pluie ou en lame de quelques secondes conformément aux prescriptions médicales pour chaque cas particulier et suivant la sensibilité réactive de chaque baigneur.

4º Les applications locales : bains de mains, de bras ou de pieds ; bains de siège, étuves, caisses de vapeurs, maillots, compresses, etc., produisent aussi des effets variés suivant les cas, leur durée, leur température et la nature des eaux.

Il en est de même du humage, des inhalations, des pulvérisations, des gargarismes, des douches locales et des irrigations nasales, pharyngiennes, vaginales, rectales, utérines, vésicales, etc., dont l'administration doit toujours se faire méthodiquement et suivant les prescriptions du médecin de la station, qui doit connaître à fond ses eaux minérales et leur maniement ; c'est en cela que consiste cet art médical qui fait parfois des miracles et évite bien des accidents.

Il est regrettable que depuis quelques années surtout, il y ait une tendance chez les sociétés qui exploitent les stations balnéaires à se faire la concurrence en s'appropriant en général tous les procédés thérapeutiques et hydrominéraux particuliers à certaines stations et tout à fait spéciaux à ces stations.

Ce moyen de concurrence spéculative ne peut que nuire à la vogue de toutes les stations et leur faire perdre leur bonne réputation et la confiance des médecins et des malades due exclusivement à leur spécialisation minéro-thermale et thérapeutique ;

5° *La médication par les eaux en boisson* est un des modes de traitement les plus importants, les plus précieux, les plus actifs et qui exige du médecin une parfaite connaissance des eaux et du malade qui lui est confié. Aussi le docteur ordinaire du malade ne saurait assez renseigner le médecin des eaux sur l'état du malade, sa constitution, ses habitudes, son régime et les mille et une misères qui troublent sa santé. De même après la cure, le médecin de la station thermale a pour devoir de renseigner le médecin traitant sur les effets des eaux et les résultats bons ou mauvais obtenus chez le malade qui lui a été confié. Ce sont là des conditions essentielles, indispensables pour que la cure aux eaux minérales inspire une réelle confiance et donne des résultats excellents et durables.

Une fois la cure hydro-minérale terminée, le médecin des eaux doit remettre le malade à son médecin ordinaire et commettrait une grave faute de déontologie s'il continuait à le traiter en dehors de la cure et à l'insu de son médecin. Cette conduite de certains médecins de villes d'eaux est nuisible et préjudiciable à eux et à leurs stations et surtout aux malades.

En général les eaux minérales médicinales se boivent à jeun, c'est-à-dire en dehors des repas et de préférence le matin et l'après-midi, lorsque l'estomac est vide et que la digestion gastro-intestinale est complètement terminée; en Suisse et en Allemagne, les cures de boissons sont agrémentées de concerts-promenades, au milieu de beaux et riants parcs.

La quantité d'eau à prendre en boisson est variable pour chaque malade, qui suivra les prescriptions du médecin. Les effets de l'eau prise en boisson sont si variables et si différents d'après les divers cas, qu'il est impossible de fixer d'avance des règles absolues à cet égard. Tout cela dépend de la maladie, de l'idiosyncrasie et de la tolérance du malade pour les eaux, qui sont de véritables et de très actifs médicaments. C'est pourquoi il est dangereux de les administrer au hasard, ou suivant les conseils de personnes incompétentes.

VI. — Comment agissent les eaux minérales prises en boisson ?

L'eau, comme nous l'avons vu, est le dissolvant et le véhicule des *ingesta*, des *secreta* et des *excreta* de l'économie vivante. Elle porte à nos cellules et à leur protoplasme tous les éléments organiques et inorganiques nécessaires à leur existence, à leurs fonctions et à leur travail. C'est dans l'eau que les cellules rejettent les éléments usés ou nuisibles, *les scories de leur travail intensif*, pour que ce liquide les charrie à l'extérieur afin d'en débarrasser l'économie (excreta), ou bien porte vers des organes destinés à les brûler, les toxines et les ptomaines, ces poisons organiques qui se forment dans l'économie par le travail physico-chimique (biologique) et qui ne peuvent y séjourner ou s'y accumuler sans occasionner la maladie et la mort.

La physiologie et la pathologie cellulaires, ainsi que l'a démontré l'illustre Virchow et les fermentations par les micro-organismes, cette merveilleuse découverte de Pasteur, dominent et gouvernent toute la biologie des êtres, qui ne sont en définitive que des dissolutions aqueuses d'éléments organiques et inorganiques et *des cristallisations de cellules* pour constituer les divers organes en puisant dans le protoplasme *avec une intelligence infaillible* ce qui leur convient et en rejetant ou en se débarrassant de ce qui leur est inutile ou nuisible. Quelle merveilleuse analogie entre les liquides de l'organisme et les eaux minérales naturelles ; car ils ne sont que des solutions aqueuses ayant leur synthèse hydrologique spéciale et étant soumises aux mêmes lois de la dissolution, de l'osmose et de la plasmogénie.

La science expérimentale, le laboratoire et l'obser-

vation des faits établissent que la cellule est le centre
de l'organisme et que tous les phénomènes de la vie
dépendent de l'activité collective des cellules de l'organisme et ne sont que la résultante des réactions physico-chimiques naturelles de leur protoplasme.

Chaque cellule constitue donc un être vivant par lui-
même aux dépens du liquide protoplasmique, se multi-
pliant et se reproduisant suivant des lois immuables
pour constituer des collectivités ayant un but spécial et
déterminé par leur solidarité et la plasmogenèse.

C'est ainsi que les cellules qui constituent les différents tissus de l'organisme (musculaire, glandulaire,
nerveux, graisseux, etc.) puisent dans le protoplasme
les éléments nécessaires à leur constitution, à leurs
fonctions, à leur existence et cela avec une intelligence
admirable et infaillible. C'est ainsi que la cellule ner-
veuse puise dans le protoplasme, cette solution de
substances albuminoïdes et de sels minéraux (phosphates, sulfates, chlorures, carbonates, silicates, etc.),
le phosphore nécessaire au tissu nerveux ; le globule
sanguin (la cellule sanguine) le fer pour fabriquer son
hémoglobine ; la cellule osseuse, le phosphate de chaux
nécessaire à l'os ; le soufre pour constituer les matières
albuminoïdes et protéiques nécessaires aux tissus
fibreux, musculaire, glandulaire, etc.

Les cellules sont donc des êtres microscopiques et
plasmogéniques ayant leur vie et leurs mœurs propres
et bien définies. Parmi ces éléments cellulaires, il faut
noter les micro-organismes de la fermentation et les
microbes qui jouent un rôle considérable dans la
nutrition des animaux et des végétaux. MM. Hellriegel
et Wilfurth ont découvert que les nodosités qui se
forment autour du collet des racines des légumineuses
et à l'extrémité des radicelles de la plante renferment

une quantité de microbes ayant la fonction de faire
absorber et de fixer l'azote de l'air par la plante. Des
expériences ont démontré qu'on peut fertiliser une
terre en y ajoutant ces nodosités microbiennes, indispensables au développement des graines des légumineuses. MM. Schloesing et Muntz ont découvert le
microbe nitrique et ammoniacal. Duclaux a prouvé
expérimentalement que des plantes cultivées même
dans des terrains riches en engrais chimiques poussent
misérablement, si ces terrains sont dépourvus des
microbes de la nitrifrication et autres.

Il est établi que les animaux fixent le carbone et
l'oxygène et que les végétaux fixent l'azote de l'air et
le combinent aux sels alcalins et terreux ; la dissolution
des sels minéraux joue un très grand rôle dans la vie
des micro-organismes et de tous les êtres vivants qui
ne peuvent vivre, croître et se reproduire sans cela.

Nous pouvons conclure que les eaux minérales
naturelles, qui d'après les récents travaux renferment
des micro-organismes de fermentation (enzymes,
diastases, etc.), et des sels minéraux, ont une très
grande analogie avec les liquides organiques et doivent
avoir une grande influence sur la santé et la guérison
des maladies chroniques, les diathèses ou les cachexies
qui en résultent, parce qu'elles produisent dans l'économie cellulaire des effets physiologiques et thérapeutiques résultant des fermentations organiques, des
réactions physico-chimiques des ions libres que les
eaux tiennent en dissolution et de l'absorption et de
l'assimilation par la cellule organique de tous les
éléments nécessaires, indispensables aux tissus et aux
liquides de l'économie. Ces phénomènes biologiques et
thérapeutiques se produisent en vertu de la pression
osmotique et des lois de l'osmose (endosmose et exos-

mose). Pfeffer a démontré expérimentalement que *la pression osmotique d'une substance en dissolution dans un liquide est égale à la force d'expansion que la substance dissoute manifesterait si, à la température de l'expérience, elle était gazeuse et occupait un volume égal à celui de la solution* (loi de van 'T Hoff). *La diffusion des molécules dissoutes* se fait donc sous l'influence de ce qu'on peut appeler la *pression gazeuse de la matière dissoute et ainsi soumise aux attractions moléculaires qui sont le propre de l'état liquide.* Les molécules dissoutes se trouvent donc sous une double influence : 1° l'attraction des molécules dissolvantes, 2° leur propre force vive de translation, de gravitation qui leur permet de satisfaire au sein du liquide dissolvant leurs affinités d'une manière sensiblement constante. C'est ce qui explique la grande activité des eaux minérales *oligométalliques* prises en boissons et les modifications grandes qu'elles produisent dans l'économie, tant au point de vue biologique que thérapeutique.

L'introduction des substances dans l'économie est due à *l'électrolyse* et non à la *cataphorèse*, d'après le Dr Garrigou, de Toulouse. C'est ce qui explique *leur absorption par la peau* (trop longtemps niée) et leurs effets *à doses infinitésimales*, quelques milligrammes, suivant la théorie des *ions libres* (Frenkel) (1).

Les expériences des Drs Garrigou, Foveau de Courmelles, Soulier de Lyon (1891) et bien d'autres établissent que les solutions médicamenteuses passent dans l'économie à travers la peau, au moyen d'un courant

(1) Voir *L'année Électrique* (1910 et 1911, Paris) par le Dr Foveau de Courmelles, et *Notions de Biologie et de Plasmogénie*, par le Prof. Herrera, de Mexico. (Berlin, W. Junk, éditeur). Traduction française par G. Renaudet.

électrique qui les décomposent en partie ; c'est ce qu'on appelle *l'électrolyse ou la diélectrolyse*, et non point par *cataphorèse*, c'est-à-dire *le passage direct et sans décomposition de la substance dans l'économie* (1).

Les eaux minérales donnent lieu à des courants électriques révélés par le téléphone (Dr Garrigou). Les eaux minérales chlorurées sodiques et autres déterminent des courants électriques révélés par le galvanomètre (Dr Élévy). Le corps humain est toujours dans un état électrique qui varie suivant les divers points du corps. J'ai connu une dame neurasthénique chez qui il suffisait de promener légèrement la main sur le corps dans l'obscurité, pour voir jaillir de la peau des milliers d'étincelles accompagnées de crépitements.

Les découvertes de la *radioactivité dans les eaux minérales naturelles* ont ouvert des perspectives nouvelles et insoupçonnées pour l'interprétation des propriétés physiologiques et thérapeutiques si remarquables des eaux minérales oligo-métalliques, c'est-à-dire à minéralisation tellement faible, qu'on les avait classées sous le groupe *d'eaux indéterminées et indifférentes*, malgré leurs propriétés médicinales et thérapeutiques séculaires, attribuées à l'influence des divinités et du surnaturel.

Bien que les effets de la radioactivité des eaux minérales ne soient pas encore bien déterminés pratiquement et thérapeutiquement, il est évident que les découvertes et les expériences de M. et Mme Curie, de A. Jaboin, de G. Beaudoin, du Dr Gottlieb, de Lepaipe, de Jansen, de Ebler, de Mache, de Henri Willy Schmidt, de Poskin, etc., etc., et surtout les

(1) Voir Dr Garrigou, professeur d'hydrologie médicale à l'Université de Toulouse, *Thérapeutique et Clinique thermales*, Paris, 1896, Rueff, éditeur.

remarquables travaux des Curie, de Laborde, de
Armand Gautier, de G. Lebon, de Moureu, de Garrigou, de Besson, de Foveau de Courmelles, de Bec-
querel et de tant d'autres savants, ont démontré à l'évidence non seulement la radioactivité des eaux minérales, mais encore l'émanation radio-active de tous les
corps et de tous les êtres de l'univers, même des
pierres, de l'homme et des gaz rares. (Voir l'importante revue scientifique : « *L'année Électrique* » par
le Dr Foveau de Courmelles, années 1910 et 1911,
Paris, librairie Baudry & Cie, 15, rue des Saints-Pères.)

On voit par cet exposé succinct le champ d'observations cliniques réservé aux médecins praticiens.

On voit par ce qui précède, que l'étude des sciences
naturelles et expérimentales rétrécit sans cesse le cercle
du surnaturel et *de l'incognoscible* et démontre de plus
en plus qu'il n'y a que *des lois naturelles et inhérentes
à la matière* qui gouvernent l'infini et éternel univers.

Les remarquables travaux et découvertes de Harting,
von Schroen, S. Leduc, Kuckuck, Herrera (de Mexico),
Renaudet, Yves Delage, R. Dubois, Pouchet, Béchamp,
Van Bemmelen, Quincke, de Butschli, les frères
Mary, Dr Jules Félix (voir son atlas : « *La vie des
minéraux, la plasmogenèse et le bio-mécanisme universel*, Lamertin, éditeur, Bruxelles, 1910, 2e édition),
le Prof. Bénédick, de Vienne, et tant d'autres,
démontrent de plus en plus l'harmonie et la solidarité
de tous les êtres de la nature, leur transformisme et
la génération spontanée dans l'éther infini, ce protoplasme de l'univers éternel et incréé, dont les eaux et
la vapeur d'eau ne sont qu'une dépendance et une
résultante physico-chimique. (Voir le remarquable
ouvrage du Dr Kuckuck, de St-Péterbourg, *L'univers,
être vivant*, Genève, librairie Kündig, 1911.)

DEUXIÈME PARTIE

LES STATIONS BALNÉAIRES

DE LA BELGIQUE

La Belgique est un pays privilégié par sa situation géographique au centre de l'Europe qui le met en communication directe et facile avec toutes les autres nations. La variété et la grandeur de ses villes maritimes et de son littoral, l'un des plus beaux du monde : les vertus thérapeutiques spéciales du climat et des vagues de la mer du Nord ; la variété, la poésie des paysages des Ardennes belges et la réputation séculaire de ses deux stations d'eaux minérales, Spa et Chaudfontaine, dont l'efficacité de leurs eaux, la beauté de leurs sites pittoresques font l'admiration des étrangers, telles sont les richesses balnéaires de notre beau pays qui, si elles étaient scientifiquement et économiquement exploitées au point de vue hygiénique, climatique et médical attireraient pendant la moitié de l'année une foule de malades étrangers et de personnes fatiguées, surmenées et seraient ainsi pour leurs habitants et pour le pays tout entier une source nouvelle de prospérité et de richesse, dont jusqu'ici les pouvoirs publics (État, province, commune), ont eu le plus grand tort de ne point s'occuper ni de se préoccuper, surtout quand on voit le parti que l'Allemagne, la France, la Suisse, l'Autriche-Hongrie, l'Italie et l'Espagne ont su tirer de l'exploitation de leurs stations thermales et climatiques, les sommes considérables qu'elles ont sacrifiées à leur développement et les richesses immenses que leur rapporte chaque année leur exploitation.

Les hôtels de St-Moritz (Engadine), à 1856 mètres d'altitude, et dont les eaux carbo-ferrugineuses sont les mêmes que celles de Spa, peuvent loger à la fois 6,000 étrangers. Chaque année on bâtit de nouveaux hôtels, tant la foule des étrangers est considérable de juin à octobre (1).

Wiesbaden compte chaque année plus de 200,000 étrangers qui y séjournent ; il y a à Wiesbaden 150 médecins établis, et les eaux thermales rapportent à la ville 2,500,000 francs par an avec la cure-taxe.

Baden-Baden reçoit chaque année plus de 80,000 baigneurs et s'est outillée pour en loger 100,000.

Nauheim, en 1910, a donné 420,000 bains ; plus de 30,000 baigneurs y font la cure.

Vichy a compté, en 1911, 110,000 baigneurs ; St-Pellégrino (Italie) plus de 50,000. et à Buda-Pest, la plus riche station thermale du monde, on expédie chaque année 15 millions de bouteilles d'eau purgative et il y vient un demi-million de baigneurs.

Voilà un exemple à suivre en Belgique !

I. Le littoral belge
au point de vue climatique et thérapeutique.

Rien de plus beau, de plus grandiose, de plus hygiénique que les soixante-cinq kilomètres de plages et de dunes qui s'étendent de la frontière française à la frontière hollandaise et où s'étalent délicieusement sur la

---

(1) Le Palais des Thermes de Spa, où l'on peut donner mille bains par jour, n'a donné en 1904 qu'une recette de 21.364 francs pour 14,300 baigneurs ; en 1911, une recette de 46,011 francs pour 31,000 bains !

plage de sable fin les jolies cités de : La Panne, Nieuport, Middelkerke, Mariakerke, Ostende, Wenduyne, Le Coq, Blankenberghe et Knocke. Il existe entre Nieuport et La Panne et entre Ostende et la frontière hollandaise des dunes et des polders qui devraient être conservés, reboisés et livrés à l'agriculture. Ces bois et ces parcs artificiels avec la conservation des dunes seraient un préservatif de l'action des vents du N. et N.-E., nuisibles aux bronchiteux, aux tuberculeux et aux arthritiques. Ils adouciraient considérablement le climat; préserveraient de la poussière de sable soulevée par la violence du vent et permettraient ainsi la création de *sanatoires populaires* et surtout de *colonies sanitaires* pour les lymphatiques, les scrofuleux, les enfants malingres, les convalescents et les prétuberculeux. J'insiste sur le mot *prétuberculeux*, c'est-à-dire les prédisposés à la tuberculose, dont la cure marine et l'habitation sur le littoral est le meilleur préservatif et le remède le plus efficace contre la tuberculose à son début (1er degré) dans la plupart des cas ; sans cependant vouloir discréditer la cure de montagne, qui convient mieux aux nerveux et aux excitables, surtout aux neurasthéniques et aux rhumatisants.

Les éléments principaux de la cure marine sont :

I. *L'air marin*, qui agit par sa pureté, par l'ozone et le chlorure de sodium ; par sa température plus régulière à la mer, plus élevée en hiver qu'à l'intérieur du pays, et plus basse en été, d'après dix ans d'observations recueillies à Ostende par M. Durieux ; ce sont des conditions très favorables aux enfants débiles et aux arthritiques.

II. *La chaleur relativement plus grande au littoral en hiver* s'explique par l'influence du Gulfstream et l'accumulation de son calorique par l'Océan qui distribue cette réserve en hiver au littoral ; c'est une raison pour la création de *sanatoires* d'hiver et *d'instituts hydrothérapiques marins. S'il fait plus frais à la mer en été*, c'est à cause de l'évaporation constante et considérable de l'eau par l'action du vent et du soleil ; l'eau pour être réduite en vapeur absorbe un très grand nombre de calories et cette grande évaporation diurne est une des causes de la bonne brise du soir et du matin.

A Ostende *en hiver* le vent prédominant, d'après les observations du Dr Casse, est le vent du S.-W.

Au printemps (mars), c'est le . . . . . S.-W.

Au printemps (avril et mai), c'est le . . N.-E.

En été, c'est le . . . . . . O. et S.-O.

En automne, c'est le . . . . S.-O. et le S.

III. *L'humidité de l'air de la mer* est encore relativement moindre que celle de l'intérieur du pays, puisque le sable est très absorbant et qu'il pleut moins à Ostende (carte pluviométrique de Lancaster) :

5oo millimètres d'eau par an à Ostende.

7oo	id.	id.	id. à Bruxelles.
74o	id.	id.	id. à Liége et Chaudfontaine.
9oo	id.	id.	id. à Spa.
1 12o	id.	id.	id. à Houffalize.
12oo	id.	id.	id. à Libramont.

On peut donc affirmer que le climat de la mer est plus stable, plus doux et moins humide que le climat des Ardennes, surtout en automne, en hiver et au printemps.

IV. *L'importance du sol filtrant* est grande, c'est pourquoi il y a lieu de conserver les dunes, de les cultiver et de les planter. Dans l'intérêt de l'hygiène et de la santé, l'État devrait empêcher la destruction des dunes qui restent encore, et dont hélas ! la plus grande partie a été sacrifiée à la spéculation.

V. *L'ozone* (oxygène électrisé) a une grande influence favorable sur le climat tonique et modificateur du littoral.

VI. *Les brouillards* sont beaucoup moins fréquents, à la côte, d'après M. Durieux.

Jours de brouillards en moyenne par an : à Ostende, 43 ; à Furnes, 49 ; à Uccle, 63.

VI. *Les orages* sont aussi moins fréquents ; à cause de la conductibilité électrique de la mer et de sa propriété accumulatrice, les orages se passent en pleine mer ou sur le continent.

Jours d'orages à Ostende en moyenne par an $= 16$.
   id.   id.   à Furnes   id.   id. $= 16$.
Jours d'orage à Uccle en moyenne par an $= 29$.

Les jours de pluie sont moins fréquents à Ostende.
Jours de pluie par an à Ostende $= 158$.
      id.   id.   à Furnes $= 177$.
      id.   id.   à Uccle $= 189$.

VIII. *Les vents sont très fréquents*, persistants à la mer ; voir l'état lamentable des arbres et des plantations ravagées par les vents du N.-E., qui soufflent (M. Durieux) surtout au printemps, en avril et mai, 224 sur 1000.

Voilà pourquoi il était si important de conserver les dunes, qui protégeaient la campagne maritime des ravages du vent, rendaient le climat beaucoup plus doux et favorisaient ainsi la végétation. Encore une fois l'imprévoyance, la spéculation ont détruit ces dons précieux de la nature que la science pratique aurait respectés dans l'intérêt de l'agriculture, de l'hygiène et de la santé, si précieuses et si indispensables à la nation.

L'action du vent sur la santé, comme sur la végétation, peut être nuisible quand on y est trop exposé ;

le vent excite, fatigue, enlève de la vapeur d'eau et du calorique à tous les êtres vivants qui le subissent continuellement ; de là l'importance de bâtir les *sanatoires et les colonies sanitaires sur le versant sud des dunes et dans les polders* et non pas au sommet des dunes, ni sur la plage. Le vent en soulevant le sable fin de la mer et des particules de sel occasionne des maladies des yeux, des oreilles, même des voies respiratoires, par irritation des muqueuses et par le refroidissement subit qui congestionne ; voilà pourquoi le palais des Thermes à Ostende doit être au parc.

IX. *L'eau de mer et les vagues* ont une action physiologique et thérapeutique générale et spéciale à la fois stimulante, tonique et modificatrice du système nerveux, de la circulation et de la nutrition.

Cette action est due :

1º *A la composition chimique de l'eau* (chlorures, bromures et iodures alcalins); la peau absorbe les sels (Dʳˢ Garrigou et Gauly) par action électrolytique.

2º *A sa température* tonique et excitante par les bains de courte durée ; débilitante ou congestionnante suivant les individus quand le bain est trop prolongé; déperdition trop grande de calorique, congestions internes; de là grand danger de se baigner en travail de digestion.

3º *A son électricité,* l'eau salée est un grand accumulateur d'électricité produite par le mouvement des vagues, par les réactions chimiques, la chaleur du soleil, etc., comme cela est bien démontré aujourd'hui (Dʳ Elevy).

4º *Au mouvement des vagues* qui fouettent le baigneur en guise de douches sur tout le corps à la fois et provoquent des réactions toniques spéciales, supérieures et différentes de l'action de la douche ordinaire.

Le professeur Dujardin-Beaumetz a décrit l'action spéciale, tonique et tempérante à la fois des vagues de la mer du Nord sur les baigneurs et tout le résultat thérapeutique qu'on peut en obtenir.

Conclusions : Les plages de Belgique sont les plus belles plages de l'Europe et les bains de la mer du Nord produisent des effets thérapeutiques spéciaux sur les personnes lymphatiques et anémiques. Le séjour de nos plages est précieux pour les enfants faibles et lymphatiques. Il combat très bien le rachitisme et la scrofulose. La création de sanatoires antituberculeux et de colonies sanitaires maritimes s'impose, dans l'intérêt de toutes les classes et particulièrement dans l'intérêt des classes laborieuses d'où dépend surtout la prospérité du pays.

A notre époque de *fièvre opératoire,* où la manie chirurgicale a une tendance à discréditer la thérapeutique et à dominer la médecine clinique, la Belgique, comme toutes les autres nations, doit développer scientifiquement et perfectionner les installations et l'outillage de ses belles stations balnéaires et climatiques du littoral, de Spa et de Chaudfontaine. Les cures d'eaux et la Thalassothérapie préservent de nombreuses maladies, guérissent bien des affections des femmes et des enfants, et rendront souvent inutiles des opérations chirurgicales dont on abuse aujourd'hui. En élevant le coefficient de la vigueur et de la santé des populations, les cures marines et hydrominérales augmenteront la puissance physique et morale de la nation. « La chimie de la nature vaut mieux que celle des laboratoires ».

BOURBON.

Ostende thermale
et ses Eaux artésiennes.

La source artésienne et médicinale du puits du Parc.

Ostende possède aujourd'hui, d'après les analyses physico-chimiques faites par M. le professeur Armand Gautier, de l'Institut de France, et M. Moureu, professeur à l'Ecole supérieure de Pharmacie de Paris, dont les travaux scientifiques sur les eaux minérales sont universellement connus et appréciés à leur haute valeur, Ostende possède une source thermo-minérale jaillissante (éruptive) dont la composition chimique et les propriétés thérapeutiques la classent parmi les eaux médicinales chlorurées sodiques, alcalines, arsénicales, lithinées, silicatées et boratées les plus efficaces et les plus remarquables de l'Europe,

La source minérale du Parc d'Ostende jaillit d'un puits artérien creusé en 1858-1859 à une profondeur de 300 mètres, dans le but de donner à la ville de la bonne eau ; son débit, variable, comme cela existe pour un grand nombre d'eaux minérales ou thermales très profondes, dit Armand Gautier, est de 120 à 160 mille litres environ par vingt-quatre heures. D'après les progrès considérables réalisés en ces dernières années dans l'art et l'outillage du creusement des puits en grandes profondeurs, il serait possible d'augmenter encore le rendement journalier des sources par un nouveau puits artésien.

En nous basant sur l'état actuel de la source du Parc et sur les analyses faites par MM. Gautier et Moureu, nous pouvons affirmer qu'une source naturelle, jaillissante (claire et limpide), exempte de microbes, d'une minéralisation aussi riche au point de vue de ses propriétés physiologiques et thérapeutiques et d'un rendement journalier aussi considérable, est une véritable bonne fortune tant pour la ville d'Ostende, où elle peut devenir une source de prospérité, que pour les nombreux malades justiciables de ses propriétés médicinales.

Les résultats d'analyses qualitatives, faites à plusieurs reprises, sont *concordants ;* quant aux *analyses quantitatives*, elles présentent quelques différences très minimes et qui ne peuvent en rien amoindrir ni faire varier les propriétés physiologiques et médicinales de ces eaux minérales artésiennes.

Nous présentons le tableau de trois analyses des eaux du puits artésien du parc d'Ostende, de M. Rutot et de MM. Sobry et Goffin :

Tableau des analyses des eaux du puits du Parc, à Ostende.

Analyses d'après :	M. Rutot	MM. Sobry et Goffin
Température de l'eau Résidu sec par litre..	22° C. au fond 2 78 desséché à 150° C.	18°80 C. Eau jaillissante 3,05 au bain de sable
Matières organiques. Gaz..............	Aucune mention L'acide carbonique n'est pas mentionné	Aucune mention Acide carboniq. en quantité très notable
	GR.	GR
Chlorure de sodium .	1.326	1.462
Sulfate sodique	0.308	0.695
Carbonate sodique ..	0.718	0.612
Chlor^{re} de potassium	non mentionné	0.135
Carbon^{te} de magnésie	0.031	0.065
Phosphate de soude.	0.007	0.013
Oxyde ferrique......	0.006 av^c alumine	0.018
Silice (silicates)	0.011	0.010
Sulfate potassique ..	0.328	non mentionné
Carbonate calcique..	0.020	non mentionné

Elles doivent donc être rangées dans la classe des *eaux chlorurées sodiques et alcalines légères*, classe d'eaux minérales des plus importantes au point de vue physiologique et thérapeutique. Ces eaux sont donc des eaux médicinales potables de premier ordre.

L'analyse des eaux du Parc d'Ostende, faite récemment par MM. A. Gautier et Ch. Moureu, de Paris, a confirmé, en général, les analyses anciennes au point de vue des substances minérales, à part quelques faibles différences en quantité de certains principes minéralisateurs, différences qu'il faut sans doute attribuer moins à des erreurs d'analyse, dit Armand Gautier dans son rapport, qu'aux variations des eaux et surtout aux tentatives faites pour isoler la nappe la plus profonde.

C'est pourquoi ces messieurs s'en sont tenus à l'analyse de l'eau qui coule du puits en plein fonctionnement, puisque c'est celle-là seule qui doit être utilisée. Non seulement l'analyse faite par MM. Gautier et Moureu nous autorise à confirmer toutes nos prévisions sur les propriétés physiologiques et thérapeutiques basées sur l'étude comparative des anciennes analyses, mais la découverte, par ces savants, *d'éléments chimiques jusqu'ici ignorés et insoupçonnés dans les eaux du Parc*, tels que la présence à doses appréciables, physiologiques et en solution simultanée, de substances médicamenteuses comme l'*iode*, le *brome*, l'*arsenic*, le *bore* (très rare dans les eaux minérales), le *lithium*, la *silice*, ainsi que la présence des gaz bien libres dissous : l'*azote*, l'*oxygène*, l'*argon*, l'*hélium*, le *néon*, classent à mon avis les eaux du Parc au premier rang des eaux médicinales naturelles chlorurées sodiques légères, dont nous allons passer rapidement en revue les propriétés physiologiques et thérapeutiques remarquables et variées.

Lorsqu'on étudie la synthèse des substances minérales en solution dans les eaux d'Ostende, on est frappé de l'analogie de composition chimique de ces eaux naturelles avec celle de la lymphe et du sérum du sang. La physiologie et la biologie établissent que la plupart des phénomènes vitaux et pathologiques sont sous la dépendance des variations physico-chimiques des milieux liquides de l'organisme et principalement de la lymphe et du sang. On comprendra donc aisément toute l'importance et l'efficacité curatives des vices de sang et de la lymphe, ainsi que des maladies qu'ils produisent par la cure de cette eau minérale naturelle administrée méthodiquement en boissons et en bains d'après les conseils du médecin, les indications spéciales de chaque cas pathologique, d'après l'observation et l'étude de chaque malade en particulier, non seulement par rapport à sa maladie, mais encore suivant son tempérament, sa constitution et surtout l'idiosyncrasie, c'est-à-dire les dispositions particulières naturelles de chaque individu et les réactions spéciales que produiront les eaux sur son organisme, suivant les doses de leur mode d'administration. Le public a grand tort de croire que les cures hydrominérales consistent en quelques formules de traitement applicables à tout le monde, et il ignore, malheureusement pour lui, que le médecin ne doit pas *traiter des maladies,* mais *soigner des malades, en donnant à chacun le traitement spécial qui lui convient.* C'est là le grand art et toute la science de la médecine professionnelle.

Les eaux chlorurées sodiques légères et alcalines, comme l'eau minérale d'Ostende, sont de *véritables sérums naturels.* On comprendra donc aisément *l'action modificatrice et reconstituante* de ces eaux qui, *administrées méthodiquement et scientifiquement en boisson,* régénéreront les liquides de l'organisme, élimineront les poisons organiques (microbes, toxines, ptomaïnes, acide urique, etc.), qui ravagent l'économie et provoqueront une activité nouvelle de la nutrition cellulaire pour le rétablissement des forces et de la santé, par leurs propriétés dissolvantes, toniques, diurétiques et antiseptiques naturelles.

Il existe, au point de vue physico-chimique et biologique, une grande analogie entre les eaux minérales et les êtres vivants, les minéraux (qui vivent comme nous), les végétaux et les animaux, y compris l'homme (d'après les découvertes du Dr Leduc, de Herrera, de Mexico, etc.).

Les eaux artésiennes du Parc d'Ostende, au point de vue physiologique et thérapeutique, peuvent être comparées aux eaux minérales naturelles des stations les plus en vogue, telles que : Royat, le Boulou, Brides, le Bourboule, Chabetout, Bourbon l'Archambault, Kovazna (Hongrie), Gastein, Toeplitz, Schonau, St-Yorre, Neuenahr, Vals, Montbrisson, Luxeuil, Vic-sur-Cère, St-Nectaire, Pougues, Bourbon Lancy, Baden-Baden, etc., dont le rapport de MM. A. Gautier et Moureu fait ressortir l'analogie au point de vue de la composition chimique et de l'analyse qualitative, sans tenir compte des températures et de la quantité des substances minérales de ces diverses sources, et dont la réputation et les propriétés thérapeutiques sont consacrées par le temps et par l'expérience.

Plusieurs de ces stations, très en vogue, étaient déjà connues des Romains, dont rien ne peut égaler aujourd'hui et nulle part, la grandeur et la magnificence de leurs bains publics et de leurs villes d'eaux thermales.

La présence simultanée, dans les eaux du parc

d'Ostende, de l'iode, du brome, de l'arsenic, du bore, du carbonate de soude, de l'ammoniaque, etc., et l'absence presque complète de sel de chaux indique une origine profonde, et peut-être éruptive, de ces eaux.

Le rapport de M. Gautier signale une particularité des eaux minérales d'Ostende, qui a son importance au point de vue de leurs propriétés spéciales :

« *Deux caractères remarquables,* dit le rapport, *les distinguent, par leur réunion, de toutes les eaux minérales ou potables connues :*

» *Les eaux d'Ostende sont presque entièrement dépourvues de chaux et richement boriquées.* On peut citer des eaux ne contenant presque pas de chaux, telles que celles de St-Martial près de Limoges, ou de la Chateline, celles de Gastein, certaines sources de Vals; on peut citer une eau borique, celle de Soultzmatt en Alsace, *mais on n'en connait aucune qui présente à la fois ces deux caractères d'être plus boriquée que l'eau de Soultzmatt et presque exempte de chaux.*

» Il s'en suit que l'eau artésienne du parc d'Ostende ne saurait être comparée d'une manière absolue à aucune eau minérale ou potable connue.

» Au point de vue de leur composition, les eaux qui s'en rapprochent sont les eaux froides de Soultzmatt, *pour leur richesse en borate,* et celles de Selters, qui sont alcalines et chlorurées faibles, à peu près dans les mêmes proportions que celles d'Ostende, *mais non boratées.*

» Viennent ensuite, en négligeant les températures, les eaux d'Ems, de St-Nectaire, du Montdore, de Carlsbad, de Château-Neuf, de Royat, d'Aix-la-Chapelle (source Cornelius); quelques eaux du Caucase et d'autres encore, toutes chlorurées alcalines faibles. »

L'eau de Soultzmatt est conseillée comme digestive pour combattre les dyspepsies, gastralgies, anémies, les affections catarrhales des voies urinaires; son usage continu ne paraît pas avoir eu d'inconvénients. L'eau de Selters a été conseillée dans les affections catarrhales des organes respiratoires; elle est tonique, et, malgré son sel marin, elle peut être prise aux repas.

La quantité de chlorure de sodium de l'eau d'Ostende étant moindre que dans celle de Selters (1), il ne semble donc pas que cette faible proportion de sel puisse faire considérer cette eau comme impotable.

Nous nous bornerons maintenant à donner les tableaux comparatifs de la composition des eaux suivantes, qui s'éloignent de plus en plus de celle que nous avons analysée. Les différences et les analogies frapperont tout de suite sans que nous y insistions.

(1) Qui est couramment bue à table.

Tableaux comparatifs

(Extraits du rapport de A. Gautier et Ch. Moureu).

A. — Voici d'abord les analyses comparées des eaux du parc d'Ostende, de Soultzmatt et de Selters.

	Eaux d'Ostende p^r A. Gautier et Ch. Moureu T= 18°5)	Eaux de Soultzmatt (ALSACE) p^r A. Bechamp T= froide	Eaux de Selters (NASSAU) par O. Henry (T= 17°5)
	GR.	GR.	GR.
Bicarbonate de sodium (1).	1.285	0.957	0.979
» de lithium......	—	0.020	—
» de calcium.....	—	0.431	0.551
» de magnesium..	—	0.313	0.209
» de strontium ...	—	—	trace
» de fer	0.0016	trace	0.30
Sulfate de chaux.........	0.150	—	—
» magnésie SO⁴ Mg.	0.408	—	—
Chlorure de sodium......	1.3011	0.71	2.040
» potassium....	0.0392	—	0.001
» lithium	0.00048	—	—
Sulfate de sodium	0.4357	0.023	—
» potassium.....	—	0.148	—
Biborate de sodium......	0.1494	0.065	—
Silice.................	0.012	0.054	—
Acide phosphorique	0.00042	(en p. 07)	0.069
Alumine................	0.008	0.089	—
Iode...................	0.00012	—	—
Brome.................	0.000115	—	trace
Arsenic..	0.000001	trace	—
Acide carbonique libre...	—	(995 cc)	(520 cc)
Résidu fixe - total par lit.	2.77	2.091	4.050

(1) Pour faciliter la comparaison de ces eaux, la comparaison de celles de Soultzmatt et de Selters ayant été calculée en bicarbonates, nous en avons fait de même pour celle d'Ostende, quoiqu'elle ne renferme pas assez d'acide carbonique pour bicarbonater tout le carbonate de soude neutre.

Ainsi, se rapprochant de l'eau d'Ostende par sa richesse en borate et par sa faible alcalinité et sa température, l'eau de Soultzmatt s'en éloigne par sa pauvreté en chlorures et sa richesse en chaux. L'eau de Selters diffère considérablement de ces deux eaux par l'absence des borates; elle se rapproche toutefois de celle d'Ostende par son alcalinité et sa salure, mais elle est fortement calcaire.

B. — *Analyses comparées des eaux du parc d'Ostende* (*A. Gautier et Moureu*) *et d'autres sources minérales.*

	Ems KREUSCHEN- BRUNEN pr Drètenius (T = 29°)	St-Nectaire MONT- CORNADORE par Wilm (T = 37°5)	Mont-Dore SOURCE CÉSAR par Wilm (T = 15°)	Carlsbad SPRUDEL (T = 73°)	
	GR.	GR.	GR.	GR.	
Bicarbonate sodique.	1.932	2.065	0.535	1.304	
»　potassique ...	—	0.294	0.110	—	
»　de lithium ...	trace	0.089	0.0074	—	
»　de calcium...	0.225	0.653	0.2942	0.290	dosé à l'état de carbone
»　de magnesium	0.196	0.538	0.1738	0.057	
»　de fer........	0.0022	0.023	0.016	0.004	
»　de manganèse	0.0009	—	0.0032	—	
Bicarbonate de strontium et Ba........	0.00015	—	—	—	
Chlorure de sodium.	0.022	—	0.03472	1.256	
Sulfate de potassium.	0.043	—	—	0.053	
»　sodium ...	0.0018	0.140	0.0557	2.154	
»　strontium.	—	—	—	—	
Alumine ....（ Acide phosphorique.（	0.00042	0.0024	—	—	
Silice	0.494	0.1280	0.01796	0.551	
Iode, brome, bore...	faibles trac.	traces	traces	—	
Arsenic	—	0.0005	trace	—	
Matière organique ..	—	—	—	—	
Acide carboné libre..	(109 cc)	(358 cc)	(358 cc)	(210 cc)	
Oxygène et azote....	indéterminé	—	—	—	
Résidu sec par litre.	3.372	4.958	1.385	5.299	

C. — *Autres eaux bicarbonatées chlorurées sodiques s'éloignant davantage des eaux d'Ostende.*

	Châteauneuf Source Morny par Lefort (T = 17°)	Royat Source César par Wilm (T = 2.)	Langen- salzberg Caroxa d'ap⋅Hermann T = 2t
	GR.	GR.	G..
Bicarbonate de sodium...	0.968	0.3776	1.31
» de potassium...	0.135	0.1229	—
» de lithium	trace	0.0303	—
» de calcium.. ..	1.015	0.6538	0.930
» de magnesium.	0.390	0.3657	0.38
» protoxyde de fer	0.055	0.0462	0.02
Sulfate de sodium	0.163	0.0893	1.170
Chlorure de sodium... .	0.169	0.6538	2.43
» de potassium...	—	—	—
Iode et brome, ac^e borique	—	trace	—
Acide phosphorique	—	..	non dosés
Alumine............ ..	trace	--	—
Silice	0.120	0.815	0.210
Arsenic...............	trace	trace	—
Acide carbonique.. . .	(927 cc)	(919 cc)	173 cc)
Azote, etc.............	—	—	—
Résidu sec par litre..			

Les propriétés médicinales
et
l'emploi thérapeutique des Eaux minérales
artésiennes d'Ostende (1)

A. Mode d'emploi.

Les eaux minérales artésiennes d'Ostende seront
employées : 1° *pour la cure de boisson;* 2° pour les
bains, les irrigations, les gargarismes, les pulvérisations et les inhalations, suivant les données de la
thérapie hydrominérale et les progrès de la balnéothérapie moderne.

On a grand tort de croire qu'*une eau médicinale
potable* peut se boire à tort et à travers, suivant les
caprices de chacun, comme on boirait de l'eau ordinaire.

Autant les *eaux minérales et alcalines, comme les
eaux d'Ostende,* sont utiles et bienfaisantes aux malades à qui elles conviennent, et bues méthodiquement, suivant les prescriptions du médecin qui sont
variables et différentes pour chaque cas particulier,
autant ces eaux peuvent être nuisibles aux personnes
à qui elles ne conviennent pas ou qui les prennent en
trop grande quantité. C'est ce que le professeur Landouzy, de Paris, a fait si judicieusement remarquer
dans ses belles conférences sur les Eaux minérales, en
disant que *les cures d'eaux minérales valent cé que
valent les médecins qui savent bien les administrer et
les manier.*

Le traitement interne par les eaux artésiennes et

(1) Conférence donnée au corps médical et pharmaceutique,
le 1° juillet 1907, dans la buvette du parc Léopold d'Ostende, par
le Dʳ Jules Félix.

minérales d'Ostende (*la Trinkkur* des Allemands) exige une méthode rigoureuse dans la dose et la manière de boire ces eaux, suivant les cas spéciaux des maladies auxquelles elles conviennent et l'état particulier des malades à qui elles doivent être administrées.

Les eaux minérales d'Ostende seront bues de préférence le matin à jeun; dans les stations allemandes, les *heures de cure de boisson* (Trinkkur) sont fixées *militairement* de 6 à 8 heures du matin et de 4 à 6 heures du soir. En dehors de ces heures, la buvette (la Trinkhalle) est fermée.

La méthode la plus efficace à suivre dans la cure de boisson (Trinkkur) des eaux minérales et particulièrement des eaux alcalines chlorurées et arsénicales d'Ostende, est de les boire à doses petites et progressives, suivant les prescriptions du médecin, qui réglera les doses journalières, en laissant un intervalle de 10 à 20 minutes entre chaque verre d'eau.

Le nombre de verres d'eau à absorber (d'une contenance de 100 à 250 grammes) pourra varier de *deux à huit verres par jour, suivant les cas à traiter et aussi d'après les effets obtenus.*

La méthode de cure de boisson aux eaux d'Ostende sera d'autant plus rigoureuse à suivre que ces eaux s'adresseront à des dyspeptiques, à des uricémiques (goutteux, arthriques, nerveux, lymphatiques ou obèses), à des diabétiques, à des néphritiques, des hépatiques, des dilatés ou des gastralgiques.

Les eaux minérales d'Ostende sont à certaines doses diurétiques et laxatives, décongestionnantes et modificatrices de la circulation et de la nutrition générale. Surtout chez les neurasthéniques et les anémiques atteints de la diathèse urique ou d'arthritisme et les dilatés de l'estomac et du ventre.

B. **Indications.**

Nous croyons utile de passer rapidement en revue les affections dans lesquelles les eaux minérales d'Ostende peuvent avoir de salutaires indications thérapeutiques.

I. *Affections de l'appareil digestif* : Les eaux d'Ostende sont un des remèdes les plus efficaces dans les dyspepsies gastro-intestinales et troubles de la *nutrition retardante* (Bouchard), parce qu'elles favorisent la sécrétion du suc gastrique et l'activité des glandes et des annexes du tube digestif. Il importe, dans ce cas, *de prendre les eaux à jeun*, c'est-à-dire quand l'estomac est vide, et en quantité modérée (50 à 100 grammes à la fois) pour augmenter progressivement, sans jamais dépasser 600 grammes par jour, et pris en trois fois, une demi-heure avant les repas.

Sasaki a fait des recherches au Japon sur l'action exercée par différentes eaux minérales sur la sécrétion du suc gastrique. Il a expérimenté sur un même chien, pour supprimer les variations individuelles, et a comparé les effets obtenus par l'eau pure. Les eaux chlorurées sodiques (Ems) et chlorurées alcalines favorisent la sécrétion du suc gastrique. (1)

Les résultats concordent avec ceux de Baumstark, qui a trouvé que les eaux chlorurées sodiques et ferrugineuses de Homburg augmentaient de 74 % la sécrétion du suc gastrique obtenue chez l'homme et chez les animaux.

Cela vient confirmer les propriétés physiologiques

(1) Voir Bulletin général de Thérapeutique de Paris, 20 mars 1907 : *Recherches sur l'influence des eaux minérales sur la sécrétion gastrique* (arch. F. Verdaunys).

et thérapeutiques des eaux artésiennes d'Ostende, que MM. Armand Gautier, Moureu et le Dr Félix considèrent comme des eaux minérales chlorurées alcalines des plus remarquables.

Les travaux du professeur Casciani sur l'action des eaux sulfureuses et ferrugineuses naturelles (voir *Archivio di farmacologia experimentale,* août 1910), sur *la fonction gastrique,* établissent que les *eaux sulphydrées* (type, l'eau de Telèse); les eaux sulfurosodiques (type : les eaux de Galleria); les eaux ferrugineuses (type : Ferrata de Mulino di Castellamare di Stabbia) n'ont d'action que par leur acide carbonique et non point par l'hydrogène sulfuré qu'elles renferment. Ces expériences ont été faites sur des chiens à qui on donne l'eau dans l'estomac par une fistule gastrique; on administre de suite après 100 grammes de viande et on prend le sucre gastrique sécrété pour en déterminer l'acidité chlorhydrique totale. L'hydrogène sulfuré constaté dans les eaux artésiennes d'Ostende n'a donc pas d'importance thérapeutique sur les voies digestives.

II. *Arthritisme et uricémie :* L'arthritisme dans toutes ses manifestations organiques : névralgies, goutte, acné, herpès, eczéma, *engelures (?)*, hypertrophie du foie, coliques hépatiques et néphrétiques, eczéma et herpès des oreilles (surdité herpétique et arthritique), angines, dysphagie, raucité de la voix, douleurs musculaires et articulaires, en un mot toutes les misères et les infirmités causées par l'accumulation de l'acide urique dans le sang et sa précipitation, son *incrustation* dans les tissus et les organes, trouveront dans la cure d'eaux d'Ostende prolongée, renouvelée souvent et périodiquement, et surtout bien observée et dirigée, un remède des plus efficaces.

Mais c'est ici que l'observation judicieuse et l'art du médecin sont d'une aussi grande importance que sa science, pour la guérison du malade, et pour éviter les accidents.

En effet, les eaux minérales d'Ostende, par leur composition chimique et leurs propriétés organoleptiques, sont essentiellement dissolvantes de l'acide urique, grâce aux silicates alcalins; elles peuvent être comparées aux eaux silicatées de Sail-les-Bains, si riches en silicates alcalins et déjà connues des Romains.

Les professeurs Huchard, de Paris, et Garrigou, de Toulouse, ont fait ressortir dans leurs ouvrages les effets salutaires de la cure d'eaux alcalines et silicatées, de l'action électrolytique des éléments des eaux minérales sur la cellule et les tissus de l'économie vivante. Les atomes, ou mieux les ions, dit le professeur Foveau de Courmelles dans ses dissertations savantes et son intéressante brochure, *Le Bilan scientifique au XXe siècle*, ont permis à Garrigou, à Albert Robin, de comprendre l'action curative et la composition des eaux minérales naturelles, dont la synthèse hydrologique et l'action physico-chimique, d'après les lois d'Arrhénius et de Van 'T hoff, confirmées par les expériences de Leduc, de Renaudet, de Schroen et de Herrera, de Mexico, ont démontré que tout vit et se transforme sans cesse suivant les lois de l'osmose et les influences de la gravitation universelle.

L'administration des eaux minérales diurétiques et fondantes dans la gravelle, avec affection hépatique ou rénale, exige la plus grande prudence. Il s'agit de laver le sang, de faire fondre et d'expulser l'acide urique, ce poison du sang et de la fibre musculaire (Huchard.)

Si la quantité d'eau minérale est trop grande, la

décharge urique peut être violente et occasionner des crises douloureuses, des accès violents de coliques néphrétiques, hépatiques, de goutte ou de rhumatisme. Le lavage du sang par l'absorption d'eau minérale devra donc être surveillé et observé par le médecin, pour éviter ces accidents si redoutés par les malades, au point d'en accuser les eaux et d'en rendre responsable le médecin. Il faut donc savoir que le malade qui fait la cure doit être surveillé et doit se conformer strictement aux prescriptions du médecin traitant, qui seul est capable de régler convenablement l'administration de la quantité d'eau à boire, d'après l'idiosyncrasie, l'état particulier de chacun et les effets produits.

Les eaux d'Ostende seront précieuses pour les affections de la gorge ou des bronches, de nature arthritique, en inhalations, en gargarismes, en lotions, en irrigations et en pulvérisations.

III. *Affections génito-urinaires :* La métrovaginite, la néphrite chronique, l'albuminurie, le diabète sont susceptibles de guérison ou d'amélioration par la cure de boisson des eaux d'Ostende, à cause de leurs propriétés antiseptiques, antifermentescibles, diurétiques et modificatrices de la nutrition et du protoplasme cellulaire. (Pasteur : propriétés antiseptiques et dissolvantes des eaux silicatées dans l'uricémie.)

On comprend dès lors tous les avantages d'une cure hydrique aux eaux d'Ostende, dans la cystite et la prostatite chronique des arthritiques et des diabétiques.

Leurs propriétés antiseptiques et modificatrices les rendront utiles dans certains ulcères atoniques et variqueux en compresses et en lotions, sans négliger la cure de boisson, qui modifiera l'état général, constitutionnel, en un mot, le *terrain individuel*, trop négligé par la médecine moderne, qui a le grand tort de trop spécialiser les maladies et les traitements et de négliger l'influence des milieux cosmiques, telluriques, industriels, sociaux ; influence si bien décrite il y a vingt-cinq siècles par Hippocrate et mise en lumière par nos grands sociologues et physiologistes modernes, les Reclus, G. Leduc, Imbert, Robin, Bouchard, de Rosny et tant d'autres savants distingués. L'homme, dit Léon de Rosny, ne peut se soustraire à l'ambiance à laquelle il est fatalement soumis.

IV. *Obésité, polysarcie et lymphatisme* : L'excès de nourriture, des féculents et des pâtisseries surtout ; le manque d'exercice physique, l'abus de l'alcool, des vins de liqueur et du champagne amènent fatalement la dégénérescence graisseuse et l'obésité ; cette maladie augmente de plus en plus par la vie de luxe et d'oisiveté, et il est triste de voir le nombre de plus en plus fréquent de jeunes filles, de jeunes femmes, d'hommes et même d'enfants, victimes de cette triste infirmité.

Il est très difficile de changer la nutrition, l'économie physiologique des obèses et il est indispensable de soigner tout spécialement, et de bonne heure, les enfants qui y sont prédisposés.

Un régime alimentaire sévère, l'exercice, la gymnastique rationnelle sont indispensables ; la cure d'eaux minérales chlorurées, alcalines, iodées et boratées activera la nutrition des obèses et des lymphatiques et aura sur leur santé la plus heureuse influence.

Cette cure d'eau sera d'autant plus efficace à Ostende qu'elle sera complétée par la cure d'air marin, et que, dans peu d'années, on verra s'élever dans notre Reine des Plages le splendide Palais des Thermes, qui réunira tous les éléments et toutes les installations les plus perfectionnées de la cure balnéaire, hydro-minérale, de

l'électro-thérapie, de l'hélio-thérapie et de la physiothérapie modernes.

Je crois avoir résumé en ces quelques pages les
principales propriétés physiologiques et thérapeutiques
des eaux minérales artésiennes d'Ostende et leurs principaux modes d'application rationnelle et scientifique.
Les cures d'eau et d'air, comme la balnéothérapie,
ressortissent, non pas de la spécialité, mais de la
médecine générale, trop reléguée aujourd'hui au second
plan de l'art de guérir.

Une considération de très haute valeur et qui met la
ville d'Ostende dans des conditions exceptionnelles et
très avantageuses comme station thermale, c'est que la
cure hydro-minérale a l'avantage de se faire dans le
climat marin. Que de fois il arrive qu'après une cure
sérieuse faite aux eaux chlorurées et alcalines, comme
à Wiesbaden, à Vichy, à Carlsbad et ailleurs, les médecins sont obligés, pour refaire les malades, de les
envoyer faire une cure d'air et de repos à la montagne
ou à la mer.

A Ostende, le malade aura l'avantage, dans le milieu
marin, de faire les deux cures à la fois et de ne pas
éprouver la lassitude, la fatigue ni l'affaiblissement
inévitables de la cure alcaline.

Le Palais des Thermes

Rapport présenté à la Commission technique des eaux minérales et artésiennes du parc d'Ostende, par MM le docteur J. Félix et l'ingénieur Verraert, membres de la Commission, le 3 décembre 1906.

MESSIEURS,

Nous avons l'honneur de vous présenter le rapport sur la mission que vous avez bien voulu nous confier, au sujet du projet et de l'étude des installations balnéaires, hydrominérales et thalassothérapiques à créer à Ostende, qui, grâce à ses eaux minérales artésiennes, à son climat si favorable à la cure marine, à la splendeur de son développement et à la beauté de sa plage grandiose, est destinée à devenir une des stations minérales et climatiques les plus prospères et les plus fréquentées de l'Europe.

I. — Composition des eaux artésiennes du parc Léopold.

L'analyse complète et détaillée des eaux minérales naturelles et artésiennes du puits du parc Léopold, qui a été confiée aux savants professeurs et spécialistes, MM. Armand Gautier, de l'Institut de France, et Moureu, professeur à l'école supérieure de pharmacie de Paris, ont confirmé les prévisions du docteur Jules Félix, quant à la pureté de ces eaux minérales et à leurs propriétés physiologiques et médicinales remarquables.

Il suffit de lire la brochure publiée par l'Administration communale et intitulée : « *Analyse de l'eau artésienne d'Ostende, par MM. Armand Gautier et Charles Moureu* », et les conférences données à

Ostende par le docteur J. Félix le 5 janvier 1906 et le 18 août 1906, pour être convaincu que les eaux artésiennes du puits du parc sont *absolument pures au point de vue bactériologique* ; qu'elles appartiennent à la classe des eaux chlorurées sodiques et alcalines légères, naturelles et médicinales, et qu'elles jouissent d'une grande valeur physiologique et thérapeutique.

Mais ce qui augmente encore l'importance de la découverte thérapeutique des eaux artésiennes du parc, «*c'est, d'après le professeur Armand Gautier, la présence*
» *simultanée, dans ces eaux, de l'iode, du brome, de*
» *l'arsenic, du bore, du carbonate de soude, etc., et*
» *l'absence presque complète de sel de chaux, qui indi-*
» *que une origine profonde et peut-être éruptive de ces*
» *eaux* ».

L'eau du puits artésien du parc Léopold renferme, en outre, d'après Armand Gautier et Moureu, une quantité notable d'acide carbonique dissous dans l'eau. (o gr. 4881 par litre) ; d'oxygène (1^{cc},79 par litre) : de l'argon (0^{cc},388 par litre) ; et un mélange d'helium et de néon, (0^{cc},0194 par litre) ; la quantité d'azote s'est trouvée dans la proportion de 17^{cc},95 par litre d'eau minérale.

Le rapport de MM. A. Gauthier et Ch. Moureu constate encore que les eaux minérales d'Ostende, chlorurées sodiques faibles et alcalines, sont analogues par leur composition à beaucoup d'autres eaux minérales naturelles très en vogue, telles que les eaux de Soultzmatt, de Selters, d'Ems (source Krähnchenbrunen), de Carlsbad (Sprudel), de St-Nectaire (source Mont Cornedore), du Mont-Dore (source César), de Royat (source César), de Langensalzberg (Caucase), de Châteauneuf, etc. On pourrait encore citer, comme ayant quelque analogie avec celles d'Ostende, dit

Armand Gautier, les eaux chlorurées alcalines faibles, (*mais toutes exemptes ou à peu près de borates*), du Boulou (Pyrénées-Orientales), de Chabetout, de la Bourboule (Puy-de-Dôme), de Coudis, de Bourbon l'Archambault, de Gastein (Tyrol), de Baden-Baden, etc., etc.

« *C'est en partant des indications chimiques fournies par* » *les eaux chlorurées sodiques et alcalines faibles préci-* » *tées, qu'il faudra chercher à orienter l'emploi thérapeu-* » *tique des eaux d'Ostende.* » (*A. Gautier et Ch. Moureu: Analyse des eaux artésiennes du parc d'Ostende.*)

Depuis une vingtaine d'années surtout, la cure d'eaux minérales et les cures climatiques ont pris une importance considérable dans la médecine pratique ; aussi, l'exploitation des sources minérales et des stations climatériques constitue, au point de vue scientifique et économique, une source de bien-être social et de grande prospérité. L'Allemagne et la Suisse, par leurs installations balnéaires, leurs hôtels-sanatoires et leurs stations d'altitude, ont élevé à une très haute puissance les cures d'eau et d'air, et les autres nations européennes, excepté hélas ! la Belgique, ont suivi leur exemple et créé une source nouvelle de prospérité et de richesse pour la nation et pour le pays. Il importe donc qu'Ostende, la Reine des Plages, mette à profit les ressources naturelles et thérapeutiques que peuvent lui procurer ses eaux minérales et artésiennes alcalines et chlorurées sodiques, dont nous allons exposer successivement les propriétés thérapeutiques.

II. — Propriétés physiologiques et thérapeutiques des eaux artésiennes du parc Léopold.

Grâce à leur faible minéralisation, les eaux artésiennes sont des eaux précieuses pour la *cure de boisson*. Ainsi que le disait le professeur Landouzy, dans ses remarquables conférences sur les eaux minérales naturelles, chaque source d'eau minérale, bien qu'elle puisse ressembler à d'autres par la similitude de sa composition chimique, a, lorsqu'on l'étudie pratiquement, sa spécialité thérapeutique, non seulement pour certaines affections, mais encore pour certains malades, suivant le degré, la marche de leur maladie et surtout d'après les différences de constitution et de tempérament, et par cette disposition spéciale propre à chaque individu et qu'on appelle : *l'idiosyncrasie*.

Les eaux d'Ostende sont des *eaux médicinales potables*. Elles peuvent être données suivant les cas et d'après les indications médicales, à des doses variant de 250 grammes à 1000 et 1500 grammes par jour.

Ces eaux, par leur composition chimique et les sels qu'elles renferment, se rapprochent beaucoup du serum physiologique du sang. On comprendra aisément leur indication dans les cas de viciation du sang, et leur usage judicieux sera d'autant plus efficace, qu'elles jouissent en même temps de propriétés toniques, modificatrices et antiseptiques, dues à leurs divers éléments et aux gaz libres et dissous qu'elles renferment : l'acide carbonique, l'oxygène, l'azote, l'argon, l'hélium, etc.

La présence de l'iode et de l'arsenic les rend précieuses dans le lymphatisme, les convalescences, certaines affections nerveuses, dans l'asthme et la bronchite chronique et certaines affections cardiaques dépendant de la diathèse goutteuse ou rhumatismale.

Leur synthèse hydro-minérale les rend très utiles dans les maladies des femmes et dans toutes les affections qui dépendent des troubles fonctionnels de l'appareil digestif et de la nutrition, telles que la dyspepsie, la diathèse urique, la gravelle des reins et du foie, le diabète, etc.

Les eaux artésiennes d'Ostende modifieront le lymphatisme et l'anémie des enfants et des jeunes filles chlorotiques. Grâce à la présence du bore et de l'arsenic et de l'hydrogène sulfureux, elles seront remarquablement efficaces dans certaines affections de la peau, dans les dermatoses congestives de la face, dans l'acné, la séborrée, l'herpès, l'eczéma de la face ou du corps, qui font la désolation de tant de personnes arthritiques et nerveuses.

La cure de boisson sera complétée très favorablement par l'hydrothérapie et les bains à toutes températures et sous toutes formes, suivant les indications spéciales de chaque maladie et d'après les prescriptions médicales relatives à chaque cas particulier ; la cure d'eau de mer en sera le complément.

De cet exposé thérapeutique succinct, nous pouvons déduire qu'elles sont les installations nécessaires et indispensables à l'édification du Palais des Thermes.

Mais il ne faut pas oublier que la création d'un Palais des Thermes grandiose et modèle permettra d'utiliser aussi en toutes saisons, une autre eau minérale et médicinale naturelle, qui, d'après les travaux des savants hydrologues, présente les propriétés curatives les plus remarquables et les plus efficaces : *c'est l'eau de mer.*

L'application de l'eau de mer, sous toutes les formes prescrites par la Thalassothérapie, exige aussi des installations spéciales indispensables au succès du Palais des Thermes d'Ostende.

III. — La saison thermale d'Ostende : sa durée et son organisation.

La saison balnéaire et hydro-minérale d'Ostende doit, d'après le climat du littoral et les propriétés médicinales des eaux, avoir une durée d'au moins huit mois, et s'ouvrir en avril pour fermer fin novembre. Le printemps et l'automne sont des plus favorables aux cures marine et hydro-minérale. Mais, pour que ces cures printanières et automnales réussissent et attirent un grand nombre de *curistes*, belges et étrangers, il faut des installations spéciales et grandioses, qui réunissent tout le confort et l'agrément que les malades, qui viendront y faire un long séjour, sont en droit d'exiger et les mettront à l'abri du vent.

Tous les hôteliers et les loueurs d'appartements et de villas devront rivaliser d'intelligence et d'activité pour l'hygiène, le chauffage et le confort des habitations. La cuisine et la nourriture saine et variée devront être l'objet d'attentions toutes particulières, puisque les principaux malades qui viendront faire la cure, seront des convalescents, des rhumatisants, des goutteux atoniques, des diabétiques, des graveleux et surtout des gastralgiques et des dyspeptiques.

Le *Palais des Thermes* devra être construit pour faciliter la cure en toutes saisons et par les plus mauvais temps. Le hall des fontaines-buvettes et la grande salle du jardin d'hiver, où des concerts se donneront chaque jour, aux heures où l'on fait *la cure de boisson, le matin et l'après-midi*, devront être vastes, bien éclairés, bien chauffés, bien aérés, et présenter un aspect esthétique et décoratif magnifique, en rapport avec les données scientifiques modernes, c'est-à-dire que partout, dans la construction des Thermes et dans le choix des matériaux du pays (particulièrement le fer, l'acier, le ciment armé, les pierres, les vitraux), les lignes simples, courbes, l'arrondissement des angles, l'air, l'espace et la lumière doivent constituer une harmonie artistique digne du XXme siècle, comme à Baden-Baden.

Le Palais des Thermes doit donc être construit en prévision de la saison de printemps et d'automne, dans des conditions spéciales et comme il n'en existe nulle part ailleurs.

PROJET DE PALAIS DES THERMES
A OSTENDE

par le Dr Jules Félix et A. Verraert, ingénieur de la Ville,

le 3 décembre 1906.

Deux solutions principales sont préconisées pour l'emplacement du Palais des Thermes d'Ostende.

1. Le projet Félix-Verraert, adopté par la Commission technique des eaux minérales d'Ostende. Il place cet établissement à l'endroit du 3e bassin de commerce.

2. Le projet, qui paraît avoir la préférence du Gouvernement, prévoit l'érection du Palais à front de l'avenue des Courses ; à proximité du portique-promenoir.

Nous estimons que c'est la première solution qu'il conviendrait d'adopter, ou, à son défaut, une autre s'en rapprochant. N'oublions pas, en effet, que les personnes qui font une cure hydro-minérale ne recherchent pas, en général, le mouvement mondain de la plage et de la digue, et que, bien souvent, elles évitent l'effet des vents du large. Leur santé ébranlée exige plutôt la vie calme et les promenades abritées.

C'est parce qu'elles réalisent ces conditions, que maintes villes thermales ont atteint un si haut degré de prospérité. L'établissement thermal s'y trouve toujours complété par de beaux parcs où les curistes se livrent à la promenade qu'il est d'usage d'imposer après le bain. Citons les parcs de Vichy, Nauheim, Baden-Baden, Wiesbaden, St-Moritz, etc.

Le Palais des Thermes, au troisième bassin, se trouverait effectivement en bordure du Parc Léopold, car la disparition si vivement attendue de la vieille usine à gaz permettrait d'y créer un square entouré de constructions décoratives, qui serait un trait d'union avec cette jolie promenade.

Il se créerait donc aux abords du Palais thermal un quartier nouveau et élégant, qui serait comme le pendant de celui qu'occupent le Kursaal, les grands hôtels et les villas et qui est spécialement réservé à la clientèle d'été, éprise de plaisirs et de mouvement.

Ajoutons que l'entrée de la ville par l'une ou l'autre de nos deux gares, se trouverait notablement embellie et laisserait dans l'esprit des voyageurs une impression grandiose de notre ville.

La solution que nous venons d'esquisser servit de base à l'avant-projet élaboré par M. le docteur Félix et M. l'ingénieur Verraert, avant-projet dont nous croyons intéressant de rappeler les grandes lignes.

DESCRIPTION DU PLAN-TYPE.

Le bâtiment projeté comprend un rez-de-chaussée et un bel étage ; une partie seulement des constructions est surmontée d'un premier étage.

En vue d'éviter les pièces humides et mal éclairées ou mal aérées, il n'a pas été prévu de sous-sol proprement dit.

Au bel étage, à front de la façade principale, se trouve le Trinkhall, composé d'une galerie-promenoir de 100 m. de longueur, 12 m. de largeur et 7 m. de hauteur, flanquée à ses deux extrémités de deux pavillons, renfermant les buvettes d'eau minérale aseptique.

Chaque pavillon comprend douze compartiments pour les gargarismes, avec leurs vasques séparées.

La galerie communique avec l'extérieur au moyen d'un portail entièrement clôturé par des vitrages et suffisamment spacieux pour contenir une voiture attelée. L'accès de ce portail est assuré au moyen de rampes.

Ces dispositifs conviennent aux éclopés rhumatisants et goutteux et permettent l'entrée des voitures et des chaises roulantes ou à porteurs, qui amèneront les malades et surtout les reconduiront à leur domicile en évitant les refroidissements après les bains, les douches chaudes, les séances de sudation, d'inhalations et de bains de sable.

Du côté intérieur du Trinkhall, se trouvent des vestiaires, les ascenseurs et escaliers menant à l'étage et rez-de-chaussée, ainsi que le cabinet du médecin et la pharmacie.

Le Trinkhall est précédé d'une terrasse ouverte. Du même côté, et en face de l'entrée principale, s'ouvre une large baie menant au jardin d'hiver. Le grand axe de celui-ci est perpendiculaire à celui du Trinkhall. Cette salle mesure 46×28 m. ; sa hauteur est d'au moins 18 m. sous la corniche de couronnement. Elle est bien éclairée.

Une estrade pour orchestre est établie à son extrémité ouest, à la hauteur du premier étage. Une salle de lecture et un café-glacier sont annexés au jardin d'hiver. De part et d'autre de ce dernier se trouve un corps de bâtiment renfermant les cabinets de bains de 1re classe et les cabinets de bains de luxe. L'aile gauche est réservée aux dames et l'aile droite aux hommes.

Il y a 62 cabinets de bains de 1re classe et 8 cabinets

de luxe. A l'étage, il s'en trouve le même nombre de
1re classe et quatre de luxe. Il y a donc en tout 124 cabinets de 1re classe et 12 cabinets de luxe. Ceux-ci ont
baignoire, douche en pluie, gargarisme de pulvérisation par le nez et la gorge et un cabinet de toilette.

Tous les cabinets sont commandés par des couloirs
de 4 m. de largeur. Ils sont éclairés et ventilés directement par des cours intérieures.

Le jardin d'hiver est suivi d'un vaste hall, avec deux
piscines alimentées à l'eau de mer, une pour dames et
une pour hommes. Les cuves mesurent 43×31 m. Elles
sont entourées d'une terrasse de 3 m. 50 de largeur où
l'on installe les cabines. Il y a de plus des petites
piscines particulières.

Le hall des piscines est établi au niveau de rez-de-
chaussée. Il est éclairé et ventilé abondamment et la
construction des toitures est conçue de manière à éviter
le plus possible les pertes de calorique dans le hall.

Tout autour de celui-ci règne une galerie de circulation à deux étages, l'un au niveau du rez-de-chaussée,
l'autre au niveau du bel étage. Elle prend jour sur le
hall par une suite de larges baies ouvertes. D'autre
part, elle commande les locaux destinés aux inhalations, aux sudations, aux bains de sable, aux bains de
pieds, aux salles de douches, de massage et d'hydrothérapie et aux piscines particulières. Ces diverses
salles sont réparties symétriquement de part et d'autre
du hall de la natation. Elles sont toutes précédées de
vestiaires.

Comme pour les cabinets de bains, l'aile gauche est
réservée aux dames et l'aile droite aux hommes.

Au rez-de-chaussée, il y a 62 cabinets de 2e classe.
Tous les autres locaux y sont destinés à l'administration
des thermes et aux services. Enfin, au premier étage

au-dessus du Trinkhall, on installe les services médicaux spéciaux : physiothérapie, électro, mécanothérapie, etc., etc.·

Dans les diverses parties du bâtiment se trouvent des W.-C., des trémies à linge et des monte-charges pour le linge propre.

Dans la cour, on construit un pavillon pour la machinerie, les ateliers et magasins, la buanderie, les opérations de l'embouteillage effectuées d'après les systèmes les plus perfectionnés, et on y place deux réservoirs de 15 m. de hauteur, l'un pour l'eau de mer, l'autre pour l'eau minérale, destinées aux salles de bains et aux piscines.

L'eau de mer est prise directement à la mer, au droit de la rampe est du Kursaal. La conduite d'amenée passe sous cette rampe, l'avenue Léopold et la rue de Stockholm jusqu'à l'établissement des Thermes où elle est reçue dans des bassins de décantation.

L'eau minérale est amenée, dans les meilleures conditions d'aseptie. En outre, un nouveau puits peut au besoin être creusé à l'établissement même. L'eau utilisée dans les fontaines-buvettes du Trinkhall et dans l'atelier d'embouteillage doit être aseptique. Le surplus peut être approvisionné dans des citernes et être refoulé dans la cuve du château d'eau pour le service des bains.

Les eaux usées sont envoyées à l'égout public.

La cour de l'établissement est raccordée au chemin de fer.

Toute la partie du terrain non occupée par les constructions est transformée en jardinets.

P. S. Depuis lors, de grandes difficultés pour les expropriations du 3e bassin ont fait abandonner ce projet, pour préférer l'emplacement du Palais des Thermes au Parc.

A la fin de la session parlementaire de 1911, sur la proposition de M. de Broqueville, chef du cabinet et Ministre des chemins de fer, le Sénat et les Chambres ont voté, à la presque unanimité des membres, la somme de cinq millions et demi de francs, pour élever à Ostende un Palais des Thermes réunissant tous les perfectionnements de la balnéothérapie moderne. Ce Palais des Thermes est destiné à prolonger la saison à Ostende, dont la durée n'est que de juillet au 15 septembre; cette *grande saison* est trop courte pour la prospérité de la ville de luxe et de plaisir, et seule amène fatalement la ruine. A côté de la ville de luxe, les eaux minérales artésiennes et les eaux de mer, utilisées médicalement et scientifiquement aux diverses températures et aux multiples modes d'administration thérapeutique, dans un majestueux Palais des Thermes, dont M. l'ingénieur Verraert et moi avons élaboré les plans et le projet viendront faire rayonner, au milieu du parc admirable par ses ombrages et ses frondaisons, les agréments et les bienfaits d'une ville thermale digne de la Reine des Plages, et d'une importance considérable pour la prospérité définitive d'Ostende et de la Belgique entière.

Dr J. Félix.

Ostende, Reine des Plages.

La vogue sans cesse croissante de la ville d'Ostende comme station balnéaire et la splendeur de ses installations lui ont valu le titre absolument mérité de Reine des Plages.

Nous n'insisterons pas ici sur les effets tant salutaires

des bains de mer et de la cure d'air marin sur les tempéraments affaiblis.

Ce qui fait le grand attrait du séjour à Ostende, c'est la magnificence, la multiplicité et la variété des fêtes qui rehaussent l'éclat de la période estivale et perdurent même l'hiver.

Si Ostende est la plage mondaine par excellence, il faut dire aussi que l'on peut s'y créer un logement peu coûteux et que le prix du séjour est proportionné au rang que l'on veut tenir.

La digue de mer est sans rivale. C'est un promenoir empierré, large de 3o mètres et qui longe la côte jusqu'au hameau « Le Crocodile », soit sur une étendue de plus de 15 kilomètres. Cette digue domine la mer du Nord aux horizons variés et d'un charme si pénétrant, ainsi que la plage des jeux et des bains si animée et si intéressante. Elle est bordée, dans la traversée de la ville — sur une longueur de 5 kilomètres — de splendides palais, de somptueux hôtels et de coquettes villas aux architectures tour à tour légères ou sévères.

Au delà d'Ostende, en se dirigeant vers l'ouest, cet admirable promenoir longe les dunes, barrière naturelle aux flots souvent déchaînés de l'Océan. Du haut de ces dunes, l'œil embrasse l'original panorama de la verte campagne des Flandres, toute parsemée de riants villages et de hardis clochers. Le contraste entre la mer immense et rugissante, d'un côté, et la campagne au calme reposant, de l'autre, ne peut manquer d'impressionner vivement toute âme sensible aux beautés sublimes de la nature.

Cette captivante promenade vers l'ouest peut se faire à pied, en voiture, en auto ou en tram électrique, une voie spéciale étant réservée pour chaque sorte de locomotion.

Dans la direction de l'est, la digue est prolongée par une route plus large encore (40 mètres), depuis peu livrée à la circulation. Cette nouvelle route se développe (18 kilomètres) à travers les dunes, très larges à cet endroit et dont l'aspect produit une impression toute différente de celui des dunes du côté ouest; elles sont boisées, très accidentées et ont un caractère plus sauvage.

Voilà donc qui permet d'admirer les beautés de la nature dans leurs manifestations les plus différentes.

Le kursaal d'Ostende, modèle de confort et de luxe, est le lieu de rendez-vous préféré des étrangers venus de toutes les parties du monde et dont le chiffre total peut être évalué à un million annuellement. Tout autour de l'immense rotonde, centre du Kursaal, se trouvent, parfaitement aménagés, les locaux somptueux du Club des jeux, la salle de bal si finement décorée (salle blanche), la grande salle de lecture, où l'on trouve les journaux et les publications du monde entier, les salons de correspondance, de conversation et de musique, le hall spécialement réservé à des expositions de toute sorte, les salles de billard, les locaux occupés par l'administration des postes, télégraphes et téléphones, etc., — sans oublier la loge royale et le coquet salon Léopold II, un chef-d'œuvre de bon goût.

Le chalet du Roi, également situé sur la digue est une construction d'allure très originale. Nos souverains et la famille royale aiment beaucoup le séjour d'Ostende.

Au cœur de la ville, sur la place d'Armes, se trouve le Casino, local de fêtes, enrichi d'une précieuse collection de tableaux et d'objets d'art.

Les fêtes et les distractions foisonnent à Ostende.

Le Kursaal possède un incomparable orchestre symphonique (120 exécutants), des harmonies, des fanfares qui se partagent les très nombreux concerts donnés dans la rotonde, dans la salle blanche, ainsi que dans les parcs et sur les places publiques de la ville. Les chanteurs et les cantatrices des premiers théâtres de l'Europe, les virtuoses les plus réputés se font entendre régulièrement à Ostende. Renseignons également, dans un autre ordre d'idées, le périodique festival international, auquel adhèrent les meilleures musiques de Belgique et des pays limitrophes.

A noter aussi l'existence d'une scène lyrique de premier ordre, ainsi que de nombreux music halls : la Scala, l'Eldorado, la Terrasse, le Régina, les Mille Colonnes, etc.

Au chapitre des expositions figurent les Beaux-Arts, les arts de la Mode féminine, les Sports, l'Industrie maritime, etc.

Au point de vue mondain, le programme ne laisse rien à désirer non plus : bals de toute espèce, concours de bouquets, concours d'éventails, concours de beauté, concours d'ombrelles fleuries, fêtes vénitiennes, fancy-fairs et surtout les chatoyants corsos fleuris et batailles de fleurs.

Large part de distractions est faite aux enfants : concours de forts, courses et bals spéciaux, représen-tations de guignol, séances de prestidigitation, concours de ballons, promenades à ânes sur la plage, etc.

Mais la partie la plus particulièrement attractive des fêtes d'Ostende est sans contredit la partie spor-tive.

L'Hippodrome Wellington n'a pas son pareil en Europe ; les différentes journées de courses y réunissent, avec les plus réputés sportsmen, tout le monde élégant et aristocratique. C'est là également que se donne le grand Concours Hippique International (huit jours de durée). Tout autour de l'hippodrome sont disposés les courts de Lawn-tennis, les stands du Tir aux pigeons, la plaine du jeu de Polo, dont les championnats respectifs constituent de sensationnels évents. Les automobiles étant à l'ordre du jour, Ostende organise chaque été des courses et concours dans lesquels se mesurent les meilleures firmes du monde. (On sait qu'aux environs d'Ostende des routes ont été spécialement macadamisées pour les autos). Les watermen trouvent satisfaction également grâce à l'existence de courses pour canots automobiles, de régates internationales à la voile et à l'aviron, de régates de modèles, de concours de natation et de water-polo. N'oublions pas de mentionner les courses pédestres, les fêtes athlétiques, les gymkana, les paper-hunts, et insistons plus spécialement sur les grands tournois d'escrime ; on voit s'y croiser les lames les plus illustres de tous les pays. Enfin, à deux pas d'Ostende, à Coq-sur-Mer, est installé de façon modèle l'intéressant jeu de Golf.

Rien de plus curieux que le quartier maritime d'Ostende. Le port, les vastes bassins sont animés par le mouvement continuel de navires, de chaloupes de pêche et de bateaux de plaisance. Au Quai des Pêcheurs grouille une population tout à fait typique et dont les mœurs méritent certes une étude spéciale. La Minque d'Ostende est le plus grand des marchés d'exportation de poisson ; on y fait la vente à la criée ; on ne saurait se rendre compte de l'activité qui règne là la plupart du temps ; on vend à la Minque annuellement pour au delà de quatre millions de francs de poisson, immédiatement emballé et expédié dans diverses directions. Un autre attrait du quartier maritime est la venue journalière des barquettes ayant pêché la crevette : tout un monde spécial est occupé à cette petite industrie.

A quelques minutes d'Ostende, à Mariakerke, s'élève le Musée Stracké, collection modèle tant au point de vue de l'histoire naturelle que de l'exposition congolaise. ,

Au boulevard Van Iseghem a été aménagé de parfaite façon un Aquarium, où est représentée, dans des conditions exceptionnelles, la vie au fond de la mer.

Nous ne pouvons manquer de signaler à l'étranger l'existence de différentes huîtrières, où l'on peut faire pêcher devant soi, pour les déguster instantanément, ces succulents mollusques, qui, grâce à une méthode d'engraissement particulière, ont une renommée absolument universelle : c'est une visite intéressante au plus haut degré. Les mêmes huîtrières contiennent des homards, des langoustes, etc.

Ostende possède, à la rampe est du Kursaal, un établissement hydrothérapique de premier ordre (eau de mer et eau douce). Installé de façon parfaite, dirigé par des médecins spécialistes d'une compétence indiscutable, cet établissement a une clientèle énorme, non seulement de valétudinaires, mais aussi de personnes âgées ou faibles qui redoutent les heurts des vagues. Un personnel d'élite est attaché à l'établissement.

Contrairement à ce que l'on constate dans la plupart des cités sises au bord de la mer, les promenades ne manquent pas à Ostende. L'on a d'abord la plage, la digue, les dunes, dont nous avons dit les séductions au début de ce rapide exposé.

Ensuite, d'un côté, l'estacade offre un spectacle toujours nouveau à l'œil du flâneur. L'estacade allonge en mer ses 700 mètres de pilotis terminés par un musoir d'à peu près 1600 mètres carrés. L'étranger y va volon-

·tiers se distraire au va-et-vient des majestueux paquebots de la ligne Ostende-Douvres, des yachts élégants,
des imposants trois-mâts ou vapeurs commerciaux, des
mille barquettes et yoles ; et l'on peut juger des émo-
tions éprouvées, aux jours de tempête, devant le spectacle grandiose des bâtiments entrant ou sortant et
contraints de lutter contre les éléments en furie. On
peut également, à l'estacade, se livrer à la pêche au
filet, toujours divertissante : il faut entendre les excla-
mations de surprise et de joie, quand le filet remonté
laisse apercevoir, au milieu des inévitables sardines
argentées, quelque proie frétillante de plus grande
taille : anguille, crabe, plie, sole, merlan, diable de
mer, etc. L'accès de ce magnifique pier de 6 mètres de
largeur est d'ailleurs entièrement gratuit. C'est à l'entrée
de l'estacade encore qu'accostent les vapeurs excursion-
nistes qui, pour un prix excessivement modéré, .per-
mettent de passer une heure en mer, et d'embrasser le
magnifique panorama de la côte belge tout entière.

D'un autre côté, le promeneur est tenté par le parc
Marie-Henriette, avec ses allées spéciales pour équi-
pages, cavaliers, cyclistes et piétons, et le ravissant parc
Léopold, avec ses pelouses et ses lacs, qui sont des
sites de charme pénétrant. Et puis, il y a les villettes et
villages, soit à la côte, soit à l'intérieur des terres, où le
visiteur trouve toujours à s'intéresser. Disons à ce propos qu'un tram électrique et un tram à vapeur relient
les différentes stations, grandes et petites, du littoral
belge.

Les amateurs de villes anciennes sont servis à sou-
hait pendant un séjour à Ostende, tant sont aisément
accessibles Gand, Bruges, Ypres, Furnes, etc.

Pour les étrangers qui veulent voir l'Angleterre, rien
de superbe, de confortable comme les magnifiques

paquebots qui font trois fois par jour le service entre Ostende et Douvres, en trois heures, et sans l'inconvénient grave, à moins d'un très gros temps, du mal de mer.

Comme station de chemin de fer, Ostende est admirablement située. C'est la grande ligne pour tous les trains internationaux, la reliant à la France, à l'Allemagne, à la Suisse, à l'Italie, à la Russie, à l'Autriche, à la Turquie, etc., etc.

Dr GOFFIN.

II. Spa et ses eaux gazo-ferrugineuses.

Quelques données historiques.

La jolie ville de Spa possède des sources d'eaux minérales ferrugineuses, gazeuses et silicatées froides, les plus réputées et les plus riches du monde entier au point de vue de leurs propriétés médicinales.

Spa ne semble pas avoir été connu des Romains, pas plus que Chaudfontaine, car ils y auraient certainement créé des établissements balnéaires, comme ils l'ont fait partout ailleurs.

Une charte de Charles le Simple, qui donnait en 915 à l'évêché de Liége le domaine et les forêts de Theux, cite les *fontaines de Spa* et leur donne le nom de *Nordrée*.

Les eaux médicinales et naturelles de Spa sont connues et appréciées depuis le XIIe siècle. Les malades y affluaient et les jeunes mariés des alentours y venaient passer les premiers jours de la lune de miel et la belle saison, parce que ces eaux étaient réputées pour la guérison de la stérilité et assuraient la naissance d'enfants beaux et robustes. Il ne pouvait en être autrement puisque les eaux ferrugineuses de Spa rendent aux anémiques et surtout à la femme la jeunesse, la force et la beauté.

En 1326, un forgeron de Bréda, guéri par les eaux de Spa et frappé du grand nombre de visiteurs, acheta au Prince-Évêque Adolphe de la Marck, pour 700 florins, la concession de douze hectares (bonniers) de forêt, près de la fontaine du Pouhon ; il défricha ces terres, y bâtit une auberge ; ce fut le berceau de la ville balnéaire de Spa.

Au XVIe siècle les progrès de l'imprimerie portèrent au loin la réputation des eaux de Spa par les écrits de Montaigne, d'Ambroise Paré, de Van Helmont, de Philippe de Besançon et de La Fromboisière, médecins du roi de France ; de Bernard de Pallisy et de bien d'autres. Les merveilleuses propriétés médicinales des eaux de Spa faisaient proclamer par des savants d'alors qu'elles devaient leurs vertus à *l'or qu'elles tenaient en dissolution*. Bientôt Spa fut le rendez-vous de tous les souverains, les princes, les nobles, les riches, les savants qui y vinrent malgré les difficultés du voyage, le mauvais état des routes et les insuffisances des logements, demander à ces eaux merveilleuses la guérison de leurs maux et le rétablissement de leur santé délabrée par les excès.

Le commerce des eaux minérales de Spa, *mises en cruchons,* se fit bientôt sur une très grande échelle, puisque en 1589 on en expédiait à l'étranger plus de *trois cent mille bouteilles par an !*

Si les Spadois avaient conservé ces bonnes traditions, ils pourraient aujourd'hui exporter par année *plus* de dix millions de bouteilles d'eau minérale.

Depuis 1883, l'exportation des eaux de Vittel s'est élevée de cent mille à *9 millions de bouteilles en 1910*; la Compagnie de Vichy-État exporte annuellement quatorze millions de bouteilles d'eau minérale, et St-Galmier trente millions.

Les cercles et la passion du jeu ont démoralisé les habitants, ruiné la ville de Spa, éloigné les familles et les malades qui sont allés en Suisse, en Allemagne, en France et ailleurs trouver le confort, le repos, les distractions, les installations balnéaires scientifiques et pratiques, capables de rétablir les forces et la santé dans ces belles stations minéro-thermales qui, à grands frais, ont développé et créé des installations merveilleuses : bains, hôtels, kursaal, théâtres, sanatoires, restaurants, palais d'expositions, sports divers et des communications rapides et peu coûteuses, chemins de fer, tramways, funiculaires qui attirent la foule des étrangers de toutes classes et de toutes conditions. Il est évident que les villes et les cures d'eaux, dans ce siècle de vie intensive et de surmenage, deviennent une nécessité absolue pour tout le monde des jouisseurs et des travailleurs au point de vue de l'hygiène, de la santé et de la conservation des races.

En 1717, le Tzar Pierre le Grand vint séjourner six semaines à Spa, dont les eaux rétablirent sa santé très compromise par les fatigues et les excès. Cette cure merveilleuse augmenta encore la réputation de Spa, qui chaque année vit arriver toute l'aristocratie de l'Europe accompagnée et suivie des femmes les plus élégantes et les plus belles, des artistes, des savants, des littérateurs les plus célèbres et, ce qui ne manque jamais, d'une foule d'aventuriers et de parasites qui, à la fin du XVIIIe siècle, préparèrent par tous les excès les catastrophes et la ruine.

Le jeu, passe-temps favori des classes opulentes et oisives, fit à Spa partie intégrante de la cure ; dès 1609 le docteur de Keers le conseillait l'après-midi à ses malades ; les docteurs de Nessel (1698), Xhrouet (1739), Sandberg (1780) conseillaient à leurs malades de jouer aux cartes l'après-midi pour éviter le sommeil du jour, auquel les eaux minérales prédisposent (action de l'acide carbonique) et qu'ils regardaient comme nuisible après le dîner. Bientôt les plaisirs de la musique, de la danse et les causeries de salon furent remplacées par des *tripots de jeux* ; des banquiers, des aventuriers de tout acabit s'établissaient partout à Spa, jusqu'au bord des fontaines, dans les promenades et dans les bois. En 1762, les magistrats de la ville de Spa obtinrent du Prince-Évêque le privilège d'ériger un édifice spécial pour ouvrir *une banque de jeux* ! Cette institution ne fit qu'augmenter le nombre de tripots et multiplier les *salons de jeux clandestins*. Ce fut la ruine de *Spa médico-thermal* et du commerce de la ville, au point que *le 15 mai 1765, les habitants de Spa ameutés contre leurs édiles* déclarèrent par acte authentique, en présence du gouverneur de Franchimont et de deux notaires que *non seulement ils ne voulaient pas du privilège des jeux, mais qu'ils regardaient ce privilège ruineux, nuisible et contraire aux bonnes mœurs, et qu'ils laissaient ces dépenses au compte personnel des membres du magistrat qui avaient agi sans leur aveu.*

Un article « *Les avariés à Spa au XVIIIᵉ siècle* », dû à la plume élégante d'Albin Body de Spa et publié par la *Chronique médicale de Paris* (1902), dit que la syphilis avait envahi Spa et y faisait tant de victimes dans la haute société, qu'on vit arriver à Spa quantité de médecins spécialistes et de charlatans qui annonçaient dans les journaux l'efficacité de *leurs panacées,* publiaient même des certificats de membres du haut clergé constatant les cures merveilleuses opérées chez les *avariés*. (Le 606 du XVIIIe siècle!)

Il est bien établi par l'histoire de Spa que les jeux de hasard ont de tout temps nui considérablement aux intérêts de la ville parce qu'ils ont chassé la foule des malades et des familles riches et aisées qui venaient à Spa passer la belle saison, se reposer, rétablir leur santé et apportaient ainsi aux habitants la prospérité.

Il est aussi établi que le gouvernement en autorisant les cercles des jeux, en les favorisant, a commis une faute très préjudiciable aux intérêts de Spa dont il a en quelque sorte amené la ruine et qu'en toute justice comme en bonne administration, les pouvoirs publics sont tenus de réparer les désastres, en contribuant largement et financièrement à la transformation complète et au développement scientifique et grandiose de la plus belle et de la plus importante station d'eaux minérales ferrugineuses, gazeuses et silicatées de l'Europe centrale, qui pourrait être fréquentée par plus de cinquante mille malades et villégiateurs, aussi bien que Vichy, Carlsbad, etc.

Les eaux minérales de Spa et leurs propriétés médicinales.

Des sources variées d'eaux minérales ferrugineuses et gazeuses émergent en grand nombre du sol et des terrains de Spa et de ses environs. Il s'exhale aussi des crevasses des roches, dans de nombreux endroits, dans les caves des paysans de la banlieue, de *vraies sources de gaz acide carbonique (trous à mal air* dans le langage du pays). *Ces sources d'acide carbonique* qui jaillit des profondeurs du sol et se mélange aux eaux des sources, sont la cause principale de leur minéralisation bicarbonatée alcaline silicatée et ferrugineuse et de leur *gazéification*. L'origine du gaz acide carbonique doit provenir, comme en Auvergne et ailleurs, des terrains volcaniques ; à Spa ce sont les volcans éteints de l'Eiffel.

Les sources principales exploitées à Spa sont au nombre de huit : 1. Le Pouhon ; 2. Le Pouhon du Prince de Condé ; 3. La Sauvenière ; 4. Le Groesbeck ; 5. La Géronstère ; 6. Le Tonnelet ; 7. Barisart ; 8. La source Marie-Henriette, captée pour les bains.

Ces sources ont des propriétés physiologiques et thérapeutiques différentes et spéciales, bien appréciées depuis des siècles.

La composition chimique a une très grande importance au point de vue médico-thérapeutique. *L'analyse chimique des eaux de Spa devrait être refaite suivant les nouvelles méthodes de Garrigou et de Frésenius,* c'est-à-dire sur de très grandes quantités d'eau. C'est le moyen de découvrir *la synthèse hydrologique,* leur harmonie constitutive élémentaire et partant leur dynamisme. M. le docteur Garrigou a démontré avec Frenkel qu'il faut dans l'analyse d'une eau minérale rechercher avant tout les matières organiques, inorganiques, les métaux qu'elles renferment, et qui sont la base de son action physiologique et thérapeutique, en vertu de la loi sur les solutions aqueuses, *les ions libres* et les fermentations par les enzymes, les diastases, les alcaloïdes, etc. Par conséquent : 1° Analyse qualitative complète ; 2° Analyse quantitative ; 3° Analyse bactériologique ou micro-biologique.

Les eaux minérales de Spa sont froides (10 à 12° C.).

Composition chimique : 1.Elles sont gazeuses, l'acide carbonique qu'elles renferment est à la dose moyenne de 2 à 2.5o grammes par litre d'eau.

2. Elles sont bicarbonatées : combinaisons de l'acide carbonique avec les métaux : fer, sodium, potassium, calcium, magnesium et manganèse.

3. Elles contiennent aussi du sulfate de sodium, des traces d'acide phosphorique, nitrique, de l'hydrogène carboné, de l'oxygène, de l'azote et probablement de l'argon.

4. Des silicates alcalins, de potassium et de sodium, dont les vertus antiseptiques et dissolvantes de l'acide urique sont très précieuses (voir mon mémoire couronné par l'Académie de Paris sur *Les silicates alcalins dans les eaux minérales, leur action antiseptique et thérapeutique*, 1897).

5. Le docteur Poskin a démontré la radioactivité des eaux minérales de Spa.

Nous avons cru utile de réunir en un tableau synoptique l'analyse comparative des diverses sources minérales de Spa. Nous émettons aussi le vœu de voir entreprendre bientôt l'analyse des sources de Spa et de Chaudfontaine, d'après les méthodes nouvelles des professeurs Garrigou, Frésenius, Armand Gautier, Ch. Moureu, etc., dans l'intérêt de l'étude physiologique et thérapeutique de ces eaux si précieuses et trop délaissées par les malades et les médecins (p. 86).

Il résulte de ces analyses que les eaux de Spa ont été *à tort considérées exclusivement comme eaux minérales ferrugineuses,* exclusivement comme le remède spécifique de la chlorose et de l'anémie.

Les sources minérales de Spa ont *chacune* des propriétés médicinales particulières, spéciales, et leur champ thérapeutique est aussi étendu que varié.

Voilà pourquoi cette belle ville balnéaire qui fut aux XVIe, XVIIe et XVIIIe siècles la station minérale la plus réputée et la plus fréquentée du monde entier,

par les empereurs, les rois, les princes, les savants,
doit redevenir, *grâce à ses eaux naturelles* et à leurs
vertus médicatrices, ce qu'elle fut jadis ; voilà pourquoi
il faut exploiter *toutes les sources* suivant *leurs propriétés thérapeutiques et physiologiques spéciales* et en
rendre l'accès facile aux malades par des installations
et des moyens de communication modernes, des tramways électriques qui, reliant toutes les fontaines au
centre de la ville, faciliteront la cure d'eau en boissons, souvent trop négligée et l'un des grands facteurs
thérapeutiques ; favoriser la création dans la magnifique et pittoresque banlieue de Spa, d'hôtels, de
pensions, d'établissements sportiques, de *sanatoires de
convalescence,* de *colonies sanitaires populaires,* où
les travailleurs de toutes classes et de toutes conditions, les ouvriers, les artisans, les employés, les
savants et les artistes, pourraient dans d'excellentes
conditions recouvrer par la cure d'eaux et d'air, leurs
forces et leur santé. Mais les eaux minérales de Spa
et de Chaudfontaine ne conviennent pas aux tuberculeux.

Telle est la vision humanitaire et démocratique
que devraient avoir ceux qui nous gouvernent; tel
est le grand problème de richesse nationale et d'économie humaine et sociale qu'ils devraient réaliser au
plus tôt.

*Sources du Pouhon Pierre le Grand et du Prince de
Condé. Indications :* Ces deux sources, au centre de
la ville, conviennent le mieux aux chlorotiques et aux
anémiques, quand l'estomac et les voies digestives sont
indemnes de toute irritation ou inflammation catar-
rhale et que la gastro-entéralgie n'a pas rendu les muqueuses irritables. C'est surtout dans l'hypo-acidité et
l'atonie des voies digestives, dans certaines diarrhées

Analyse faite en 1871 par MM. CHANDELON et KUPFFERSCHLAEGER, professeurs à l'Université de Liége, DONY et SWARTS, professeurs à l'Université de Gand.

	Pouhon	Tonnelet	Nivezé ou Marie-Henriette	Sauvenière	Groesbeck	Géronstère	Barisart	Bains réservoir sud	Pouhon de Condé
Densité	1,0014785	1,0007090	1,0008630	1,0006315	1,00070	1,00802	1,000890	1,000729	
Temp. centigra. en été . .	10°,8	9°,8	9°,7	10°,2	10°,1	10°,1	10°,2	14°	25,522
Acide carbonique libre . .	25,5278	21,5230	21,4238	24,0707	21,9220	20,1077	23,9540	19,7182	0,560
Bicarbonate de sodium . .	1,2222	0,6593	0,1259	0,6035	0,2153	0,3553	0,1334	0,1066	0,066
» potassium . .	0,1184	0,0236	0,0319	0,0784	0,0813	0,0661	0,0315	0,0354	2,150
» calcium . . .	0,4050	0,5612	0,6216	1,2655	0,5670	1,6163	0,4143	0,6793	1,480
» magnesium . .	0,1825	0,1332	0,2044	0,6821	0,5429	1.3711	0,6697	0,2075	2,700
» fer	1,9647	0,6230	0,9901	0,7715	0,7056	0,5565	0,5166	1,0848	0,015
» manganèse . .	0,0386	0,0162	0,0242	0,0162	0,0143	0,0157	0,0138	0,0165	0,250
Chlorure de sodium . . .	0,5402	0,0766	0,1009	0,0829	0,0729	0,1420	0,1577	0,0908	0,010
Sulfate de sodium	0,2316	0,0367	0,2937	0,0438	0,0240	0,0287	0,1284	0,2754	0,158
Silice	0,4900	0,1400	0,1140	0,1088	0,0813	0,1580	0,3126	0,1150	
Alumine.	0,1430	0,0650	0,1000	0,0458	0,0157	0,0345	0,0552	0,0783	
Hydrogène sulfuré . . .	0,0011039	—	0,000040157	—	—	0,004283456	—	0,00812166	
Résidu sec	6,1100	1,3000	1,6900	2,1470	1,9880	2,8650	1,5550	1,7000	

Matières organiques indéterminées : traces de lithine. d'acide phosphorique et d'acide nitrique ; oxygène. azote et hydrogène carboné. Contenance en fer de la Source princincipale LE POUHON, située en ville, au monument de PIERRE LE GRAND : 1 GRAMME 96 CENTIGRAMMES, pour 10.000 parties d'eau minérale; Preuve irréfutable qu'elle est supérieure à toutes les autres sources ferrugineuses de l'endroit et de l'Europe.)

infectieuses, dans la dysenterie des tropiques (1) et du Congo, que les eaux des Pouhons produisent d'excellents résultats dans une cure bien dirigée par le médecin hydrologue, et suffisamment prolongée. Il est souvent nécessaire dans ces cas de faire une cure au printemps et une seconde cure d'au moins un mois chacune, à la fin de l'été ; un séjour à la mer entre ces deux cures est des plus utiles pour les explorateurs coloniaux fort débilités. Le médecin décidera laquelle des deux sources (Pouhon Prince le Grand ou Pouhon de Condé) convient le mieux à ces malades, en vertu du grand principe hippocratique, qu'en thérapeutique hydro-minérale il n'est de meilleur guide que *la réaction clinique du malade*. (Tota medicina in observatione.)

Contre-indications : La gastralgie, la dyspepsie acide, la gastro-hépatite, la constipation opiniâtre par défaut d'écoulement normal de la bile ; l'engorgement du foie, des reins, la diathèse urique si fréquente chez les anémiques et les névrosés.

Les sources du Pouhon et du Prince de Condé sont à l'altitude de 250 mètres au-dessus du niveau de la mer ; c'est une situation climatérique très avantageuse, à cause de l'air tonique et vivifiant de la contrée qui vient aider puissamment l'effet thérapeutique des eaux carbonatées, ferrugineuses et *silicatées*, dans l'anémie et dans les *maladies infectieuses* qui ruinent la santé des explorateurs du Congo.

Les Sources du Tonnelet sont situées à l'altitude de 330 mètres au-dessus du niveau de la mer et à une distance de 1500 mètres environ du centre de la ville. Elles se distinguent des autres sources par leur grande

(1) Les eaux des Pouhons doivent leurs remarquables propriétés antiseptiques et antifermentescibles aux silicates alcalins qu'elles renferment.

quantité d'acide carbonique qui s'échappe du sol dans les caves et les terrains avoisinants. Le docteur Lucas en fit l'analyse en 1757 et pendant plus de dix ans, l'eau du Tonnelet fut exclusivement en vogue, ce qui se comprend aisément parce qu'elle est plus gazeuse, moins ferrugineuse que le Pouhon et par conséquent plus légère, plus digestive et plus tonique.

En 1753, deux médecins étrangers Vivignis et Maillard érigèrent au Tonnelet un établissement de bains très confortable ; ce fut le premier établissement balnéaire construit à Spa et il eut une grande vogue. Les eaux du Tonnelet étaient réputées pour la guérison des névralgies, des paralysies et de la diathèse vermineuse chez les enfants.

Les eaux du Tonnelet, grâce à leur grande quantité d'acide carbonique, à *leur petite quantité* de fer et aux silicates alcalins qu'elles renferment sont plus légères et beaucoup plus faciles à digérer par les personnes nerveuses et les estomacs délicats.

La Source du Nivezé, aujourd'hui Marie-Henriette a été captée après un grand forage à 28 mètres de profondeur, dans une prairie à 700 mètres du Tonnelet et canalisée pour alimenter l'établissement des bains ; son rendement considérable permet d'administrer *journellement 1500 bains*. Sa composition chimique est analogue à celle de Pouhon ; très gazeuse et très ferrugineuse.

D'après le rapport communal annuel, les bains dont l'établissement est un des plus beaux de l'Europe et qui a coûté près de quinze cent mille francs, n'ont rapporté en 1900, que 24,802 francs ; en 1901 la recette brute a atteint 32,812 francs et il n'a été délivré en tout que 18,170 bains, douches, etc., pendant toute l'année, y compris les bains délivrés aux habitants; en 1907 la recette des bains à Spa fut de 38,743 francs et en 1911 elle atteignit 46,011 francs; c'est maigre! N'est-ce pas la preuve la plus évidente de l'abandon complet de Spa par les malades et les étrangers ? A Schwalbach (Allemagne) ville d'eaux minérales ferrugineuses analogues à Spa, mais moins bien située, on délivre dans la saison, sans compter les douches, de quatre à six cents bains par jour. En 1910 la station d'eaux minérales de Nauheim a délivré aux étrangers plus de (419.000) quatre cent dix neuf mille bains.

Les bains de Spa m'ont rendu de grands services dans le traitement des paralysies enfantiles et ont été très utiles à certains ataxiques au début. La cure de bains de Spa dans la *paralysie infantile* m'a donné des résultats bien supérieurs au traitement par les douches et par l'électricité.

Les eaux et les bains de Spa guérissent très bien les tics nerveux et particulièrement la chorée (danse de Saint-Guy).

Quels résultats n'obtiendrait-on pas des bains d'acide carbonique ; des bains de boues ferrugineuses, comparables médicalement aux bains de boues de Franzensbad et de St-Amand, dans le traitement de certaines maladies de l'utérus et de ses annexes, du rhumatisme, des névralgies (sciatique) et de certaines paralysies musculaires et neuropathiques! (Voir le mémoire du Dr Poskin.)

La Source de la Sauvenière, située à deux kilomètres de Spa et à 410 mètres d'altitude au-dessus du niveau de la mer, semble d'après la légende avoir été découverte par saint Remacle qui la bénit et s'empara de cette source dédiée à la déesse Isis et très fréquentée par les malades pour ses vertus curatives. L'évêque en fit une fontaine miraculeuse et une bonne spéculation ecclésiastique. On raconte qu'en allant prier à la fontaine, l'évêque laissa l'empreinte de son pied gravée dans la pierre ; de là, la propriété de guérir la stérilité, à la condition de boire l'eau de la source en laissant son pied dans l'empreinte du pied épiscopal. L'évêque ne fit que travestir à son profit la légende païenne du culte d'Isis dont il existait un oratoire auprès de la fontaine et il y fit célébrer la messe pour attirer la foule.

Au XVIIᵉ siècle la Sauvenière jouissait d'une vogue incroyable ; La *Source du Groesbeck* sa voisine possède les mêmes propriétés. Beaucoup moins riche en fer, moins minéralisée, plus calcaire et plus alcaline, la Sauvenière depuis l'an 1300 fut fréquentée par des malades atteints des voies digestives. En 1619, le prince de Mantoue y fut guéri, de même que la princesse d'Orléans en 1787. La cure à la Sauvenière, dont on buvait de très grandes quantités, était très suivie par les prêtres, les religieux et les religieuses ; de là son nom de fontaine ecclésiastique.

Les eaux de la Sauvenière et du Groesbeck sont alcalines, calcaires et ont des propriétés diurétiques remarquables, qui les rapprochent médicalement des eaux de Contrexéville, Vittel, St-Amand, dont la réputation est si grande ; mais elles sont plus ferrugineuses, plus gazeuses et plus silicatées. Elles peuvent donc rendre de grands services dans la gravelle urique, les affections chroniques du foie, de la vessie, des reins, même dans les hydropisies chez les cardiaques, les urémiques, les diabétiques goutteux et dans l'albuminerie des convalescents et des femmes enceintes. Leur composition chimique spéciale explique leur action tonique réparatrice et leurs propriétés diurétiques et dissolvantes de l'acide urique. Ce sont donc des eaux précieuses pour l'exportation et ayant des propriétés de conservation qui permettent la cure à domicile chez les goutteux et les graveleux atteints de *diathèse urique* compliquée d'anémie et de dyspepsie gastro-hépatique ou d'hématurie.

La Géronstère, située à 3 kilomètres et demi de la ville et à l'altitude de 410 mètres au-dessus du niveau de la mer, a été découverte en 1550 et exploitée en 1612. Elle est moins ferrugineuse que le Pouhon, mais plus calcaire et plus magnésienne ; elle a une saveur et une odeur quelque peu sulfureuse due à l'hydrogène sulfuré.

Le médecin de Rye en fit le premier connaître les qualités médicinales et, en 1661, le comte Conrad de Bourgsdorff, conseiller d'État et premier ministre de Frédéric Guillaume Électeur de Brandebourg, fut guéri par ces eaux d'une maladie très grave et fit ériger un monument en marbre en témoignage de reconnaissance.

Mais ce fut le rétablissement de la santé du Tsar Pierre le Grand qui fit en 1717 la grande réputation des eaux de la Géronstère. Pendant son séjour à Spa, l'empereur de Russie, épuisé à 45 ans par le travail et tous les excès, atteint probablement, d'après le témoignage de ses médecins, de gastro-hépatite compliquée de gravelle du foie et des reins, d'oedème des jambes dû sans doute à la néphrite albumineuse et alcoolique, se rendait tous les jours à la Géronstère, à pied, à cheval ou en voiture et y buvait de très grandes quantités d'eau (4 à 5 litres parfois, dit-on). La guérison fut aussi complète qu'inespérée, d'après le témoignage de son médecin, le Dr Areschen. La réputation des eaux de Spa eut dès lors un retentissement dans le monde entier et l'on vit bientôt arriver chaque année à Spa pour y faire la cure, les souverains, les princes, les nobles, les riches, les femmes illustres et galantes, même les littérateurs, les savants et les artistes. Mais à la suite de tant d'aristocratie, on vit se multiplier les chevaliers d'industrie, les aventuriers, les parasites de tous sexes et conditions. Le jeu de hasard devint une véritable frénésie et tous les débordements de la vie à grandes guides préparèrent la fuite des malades et des familles, la ruine et la décadence de la prospérité de Spa au XVIIIe siècle. La cure des eaux minérales ne fut plus qu'un vain prétexte au jeu et à la débauche.

Les eaux de la Géronstère sont très digestives, très légères et recommandées dans les affections chroniques des voies respiratoires (bronchite, bronchorrhée, asthme bronchique et nerveux, laryngite, ozène et coryza chronique), dans l'albuminerie, et les affections chroniques de l'estomac dues aux excès de table et des boissons alcooliques (alcoolisme chronique).

On voit tout le parti qu'on pourrait tirer au point de vue médical, de l'installation à la Géronstère d'un établissement de douches nasales, d'inhalations, de pulvérisations, de gargarismes, de bains et douches vaginales et ascendantes pour les affections utérines, vésicales, intestinales, etc. Le beau site et le parc de la Géronstère se prêteraient très bien aussi à la création d'un institut pour le traitement des alcooliques et des morphinomanes, à l'instar de ceux qui prospèrent en Allemagne et en Suisse. A Baden-Baden il y a 3o sanatoires situés au milieu de beaux et grands parcs, pour le traitement des maladies nerveuses et des convalescents.

La source de Barisart, située à un kilomètre et demi de la ville et à 36o mètres d'altitude, dans un site charmant et pittoresque, est très ancienne, mais ne fut captée qu'en 1850 par les soins du bourgmestre Servais. Le médecin anglais Lucas, qui l'analysa en 1750, l'a beaucoup recommandée pour sa légèreté et sa digestibilité toute spéciale dans la dyspepsie, la gastralgie et la gastrite chronique. Sa proximité de la ville lui donne l'avantage d'être fréquentée utilement par les malades qui doivent vivre à l'air sans se fatiguer par de longues promenades. L'eau de Barisart est la *plus silicatée* des eaux de Spa, et c'est à cela probablement qu'il faut attribuer ses propriétés vermifuges et antiseptiques, qui la recommandent dans les diarrhées chroniques et la diathèse vermineuse encore assez fréquente.

J'espère qu'on ne tardera pas à modifier le mode de distribution des eaux minérales aux buveurs et aux curistes. Il est nécessaire, au point de vue de la prospérité, de l'hygiène et de l'aseptie, que les vasques de chaque source où l'eau minérale bouillonne, soient revêtues de cloches en verre pour empêcher la poussière, les saletés, et aussi l'évaporation du gaz et des émanations naturelles des eaux, qui sont, d'après les découvertes scientifiques récentes, d'une très grande utilité physiologigue et thérapeutique, puisqu'ils constituent les éléments de la vitalité des eaux minérales naturelles et de leur radioactivité.

Ces vasques recouvertes de cloches en verre, seront munies de robinets disposés méthodiquement pour le remplissage des verres ; c'est le moyen de supprimer l'infection des eaux par le trempage des porte-verres, et de rendre aseptiques et hygiéniques les buvettes des eaux de Spa, qui devraient se présenter à chaque source, sous l'aspect d'un coquet et confortable chalet de dégustation et de repos.

Le jour où toutes les sources de Spa seront dotées de ces nouvelles installations, déjà en vogue dans un grand nombre de villes thermales étrangères, et où un tramway électrique réunira toutes les belles fontaines à la ville. Spa se développera d'une façon inouïe et inespérée et deviendra en peu d'années une des cités balnéaires les plus prospères et les plus fréquentées de l'Europe.

Ses eaux ferrugineuses et silicatées, « uniques au monde, » permettent de faire grand et beau à Spa, et d'y créer, en déplaçant la gare actuelle, qui est un « obstacle permanent à son développement rationnel et économique, » des larges rues et un boulevard circulaire pour relier toutes les fontaines à la ville. La circulation intensive produite par l'installation des tramways électriques, amènera une foule de touristes et de curistes, et en moins de vingt ans, la population régnicole de Spa pourra atteindre cent mille habitants. C'est là le plus sincère de mes vœux !

Conclusions : 1. Les eaux minérales gazeuzes, ferrugineuses et silicatées de Spa ont des propriétés *spéciales et variées* suivant les diverses sources.

2. Les documents établissent que, depuis le XIIIe siècle, ces eaux ont eu une réputation universelle et que c'est, grâce à leurs propriétés médicinales, que la ville de Spa fut pendant longtemps la station minérale la plus réputée et la plus fréquentée du monde entier.

3. Les jeux de hasard et tous les débordements qui les accompagnent et les suivent ont été de tout temps la cause de sa ruine et de sa décadence.

4. Dans ce siècle d'anémie, de névrose et de surmenage physique et intellectuel, la ville de Spa est appelée, par l'exportation de ses eaux minérales, la création d'installations balnéaires scientifiques et modernes et par sa transformation complète en une grande ville thermale à devenir en très peu d'années une des plus

belles, des plus grandes, des plus fréquentées et des plus riches stations minérales du monde entier. Mais pour atteindre ce but, il faut, comme l'écrivait déjà *en 1849* Thomas Cutter, médecin anglais résidant à Spa, « que les habitants de Spa ne s'endorment pas dans une
» sécurité trompeuse ; que chacun déploie toutes les
» ressources, use de tous les moyens qui peuvent être
» en sa puissance ; que toutes les questions de parti ;
» que toutes les discussions personnelles, tous les
» intérêts individuels se taisent et disparaissent devant
» la question qui absorbe toutes les autres : *être ou ne*
» *pas être* !

» Le gouvernement belge qui est, je crois, le plus
» généreux qui soit au monde pour tout ce qui concerne
» l'entretien des institutions utiles, la conservation des
» monuments des siècles passés, la création de grands
» travaux auxquels il consacre des sommes immenses,
» ne peut trouver Spa indigne de ses regards bienfai-
» sants. Spa soutenu, alimenté par un semblable appui
» pourrait avoir des installations balnéaires, des hôpi-
» taux et des asiles de convalescence de tout premier
» ordre, qui rendraient service au pays tout entier et
» dont la Belgique entière, par l'affluence des étrangers
» attirés par les vertus curatives des eaux, retirerait
» des avantages incalculables. » (Dr Thomas Cutter.)

Ce qu'écrivait en 1849 le savant médecin anglais devrait être aujourd'hui médité et exécuté par les habitants de Spa et par les pouvoirs publics, afin que Spa régénéré et modernisé n'ait plus rien à envier en richesses balnéaires et en prospérité aux splendides stations minérales de Vichy, de Carlsbad, de Franzensbad, de Budapest, de La Malou, d'Aix-la-Chapelle, d'Aix en Savoie, qui comptent chaque année de vingt mille à plus de cent mille étrangers venant y faire la cure pour rétablir leurs forces et leur santé ! (1).

Ces conclusions peuvent aussi s'appliquer à la charmante station de Chaudfontaine dont les eaux thermales et oligo-métalliques ont des propriétés médicinales remarquables et sont connues depuis le XIIe siècle, d'autant plus que Chaudfontaine est une des rares et des principales stations d'eaux thermales oligo-métalliques de l'Europe.

III. Chaudfontaine.

Eaux oligo-métalliques, température 35° c., qualité très importante parce que ces eaux peuvent être employées en bains et en boisson sans les réchauffer ni les refroidir ; elles conservent ainsi leurs propriétés physico-chimiques et thérapeutiques sans subir aucune altération. C'est ce qui les rend supérieures aux autres sources thermales à températures élevées, qu'il faut faire refroidir pour s'en servir (eaux mortes et eaux vivantes).

Ces eaux sont bicarbonatées sodiques légères et

(1) Nous attirons particulièrement l'attention du gouvernement et de la ville sur la nécessité de déplacer la ligne actuelle du chemin de fer, qui nuit considérablement au futur développement du plus beau quartier de Spa.

Les frais du déplacement de la gare et de la voie ferrée, quelque énormes qu'ils puissent être, seront rapidement compensés par l'affluence des voyageurs et par les ressources créées dans cette ville nouvelle : impôts, contributions, gaz, électricité, eau, chemin de fer, postes, télégraphe, commerce et industrie hôtelière moderne.

jouissent en vertu des *ions libres et de l'électricité,
de la matière à l'état dynamique,* de propriétés médicinales remarquables, comme celles de Ragatz, Néris,
Schlangenbad, Wildbad, Gastein, Téplitz, Plombières,
Luxeuil dans les affections du système nerveux et les
maladies de l'estomac, des intestins, de l'utérus et de
ses annexes, des reins, du cœur, surtout les cardiopathies nerveuses ou rhumatismales.

Les eaux de Chaudfontaine sont connues depuis le
XIIe siècle (Villenfagne); Simon Sauveur en 1676
y établit des bains très modestes (Bresmael) et bientôt
les cures merveilleuses opérées par ces eaux thermales
y attirèrent de toutes parts des malades de toutes
conditions. En 1713, la Chambre des comptes de Liége,
sur l'avis des médecins et des magistrats, accorda la
concession des sources, et un vaste établissement de
bains fut construit. En 1716, le bourgmestre de Liége
y fit ériger une fontaine monumentale pour consacrer
les vertus de ces eaux. La vogue des eaux thermales
alla toujours en croissant; en 1761-1762 on y délivra
plus de *douze mille bains;* en 1800, neuf mille bains
et en 1801, dix mille cinq cents bains. Napoléon Ier, en
1803, nomma le docteur Gueydan de Paris, médecin-
inspecteur des eaux minérales de Chaudfontaine et de
Spa. De tout temps les eaux de Chaudfontaine furent
très réputées pour la guérison des maladies goutteuses
et rhumatismales; les affections nerveuses, du larynx
et de la gorge; les maladies des femmes et certaines
maladies de la peau : l'herpès et l'eczéma; elles ont la
propriété d'assouplir et de blanchir la peau, ce qui
attirait un grand nombre de dames de qualité venant
faire la cure à *cette fontaine de Jouvence,* située dans
une vallée charmante et pittoresque, abritée de tous
les vents par des collines verdoyantes et des bois

magnifiques auxquels Chaudfontaine doit son climat tonique et sédatif à la fois (1).

D'après le professeur Chandelon de l'Université de Liége, un litre d'eau minérale contient :

Acide carbonique libre . . . . . . gr.		0,0610
Bicarbonate de calcium		0,2013
» magnesium		0,0451
» lithium		traces.
Chlorure de sodium		0,1073
Sulfate calcique (anhydre)		0,0440
Sulfate sodique »		0,0093
Sulfate potassique »		0,0020
Silice (silicates alcalins)		0,0180
	TOTAL :	0,4880

L'eau doit se boire avant les repas, surtout le matin à jeun et l'après-midi au moins trois heures après avoir mangé. Il est souvent utile de boire l'eau dans le bain. La dose journalière est de 300 à 1000 grammes par jour, suivant les conseils du médecin.

Les bains peuvent être de très longue durée dans des cas particuliers, mais en général ils doivent être de trente à cinquante minutes. Contrairement à ceux de Spa, le repos au lit après le bain est très utile surtout dans les névroses et les cardiopathies.

La propriété antiseptique, calmante et modificatrice de ces eaux thermales les rend précieuses dans les maladies utérines en douches marines, irrigations,

(1) Il est vraiment incroyable, que Chaudfontaine, qui est par sa situation géographique le faubourg de Liége et au centre des communications internationales de la Belgique, soit complètement abandonnée, méconnue, alors que transformée en une station thermale moderne, elle donnerait à Liége et au pays la richesse et la prospérité qui s'accroissent sans cesse à Wildbad.

pulvérisations. Dans l'entérite pseudomembraneuse chronique les lavements et les douches ascendantes, même l'entéroclyse peuvent produire des effets surprenants (1).

Conclusions : La cure des eaux de Chaudfontaine convient parfaitement dans les maladies suivantes :

1° Les névroses, névralgies, tics douloureux, hystérie, chorée, sciatique, tachycardie, même l'ataxie locomotrice de nature rhumatismale ou arthritique. Les eaux thermales de Chaudfontaine peuvent être aussi nommées : *Le La Malou Belge ;*

2° L'herpétisme sous toutes ses formes, si multiples et particulièrement chez les cardiaques, les nerveux et les congestifs ;

3° L'obésité, la polysarcie, surtout chez les pléthoriques et les nerveux (bains prolongés) ;

4° La dyspepsie gastro-intestinale et les engorgements chroniques des viscères abdominaux, l'entérite pseudo-membraneuse ;

5° Certaines affections et particulièrement l'angine, la laryngite granuleuse et herpétique, l'asthme et la bronchite rhumatismale. On voit par cet exposé succinct l'importance de la station thermale de Chaudfontaine, qui dans bien des cas préparera ou complétera la cure de Spa ou celle des bains de mer, et tout le parti qu'on pourrait tirer de son exploitation scientifique et rationnelle dans l'intérêt de la prospérité de

---

(1) Chaudfontaine est le Wildbad belge. La température (35°c), la composition chimique de ses eaux thermales sont les mêmes que celles de Wildbad. Les propriétés physico-chimiques et thérapeutiques sont identiques. Wildbad est une ville thermale grande et belle, où il vient du 1er mai au 30 septembre vingt-mille baigneurs et curistes, Chaudfontaine est triste, déserte, misérable !

la commune et de la richesse du pays, en suivant l'exemple de la France, de la Suisse et de l'Allemagne.

Contre-indications : Les affections nerveuses et rhumatismales à l'état aigu et la goutte à l'état d'accès.

Un fait intéressant à noter, c'est qu'en 1755, lors du grand tremblement de terre qui fit périr trente mille personnes à Lisbonne et se répercuta dans toute l'Europe et notamment aux Pays-Bas, la température des eaux de Chaudfontaine s'éleva subitement; depuis lors leur température est constante. Il existe aussi à Chaudfontaine, près du château historique de la Rochette, une source ferrugineuse non captée, nommée la « Fontaine d'Amour » et dont les propriétés analogues aux eaux médicinales de Spa, méritent d'être utilisées.

Les eaux thermales de Chaudfontaine

(Belgique)

et leur action physiologique et thérapeutique [1]

L'étude et l'usage des eaux minérales naturelles occupent aujourd'hui une place si grande dans la science et dans l'art de guérir, qu'il importe de signaler les sources qui peuvent rendre d'éminents services dans la pratique médico-chirurgicale.

Depuis les temps les plus reculés, l'homme a cherché dans la nature le soulagement de ses maux, comme la satisfaction de ses besoins, de ses plaisirs et de ses passions. Partout où nous retrouvons la trace des premiers

---

(1) Voir *Bulletin de la Société belge de Géologie*, t. IV, année 1890. Mémoires, pp. 243 et suiv.

peuples civilisés et surtout des Romains, nous rencontrons les précieuses reliques des temples qu'ils élevaient à la balnéothérapie, une des branches de l'art de guérir et de l'hygiène le plus cultivées et le plus en honneur chez ce peuple conquérant ; les fouilles de Plombières, du Mont-Dore et bien d'autres sont une preuve éclatante du luxe que les Romains mettaient dans la construction des bains partout où ils rencontraient des eaux minérales naturelles.

Les guerres des derniers siècles, la révolution de 1789, les préoccupations inouïes d'une société naissante, d'un état social nouveau dont la France a célébré majestueusement et triomphalement le centenaire, ont été une des causes principales du délaissement des eaux minérales naturelles à une certaine époque.

Mais bientôt les communications faciles et rapides par l'établissement des chemins de fer ; l'étude clinique basée sur l'observation des faits et sur les découvertes si précieuses de la chimie, de la physique appliquées aux sciences biologiques et médicales, ont donné un nouvel essor à la pratique des eaux minérales.

La vie active et intellectuelle qui, depuis vingt ans surtout, va jusqu'au surmenage des individus et des cerveaux, la surexcitation continue dans laquelle l'homme se meut sans trève, tout cela a fait naître la pratique des voyages et des villégiatures prescrites par l'hygiène à toutes les classes de la société.

C'est pour répondre à ce besoin social que l'on a vu utiliser partout, et surtout, en Suisse, en France et en Allemagne, les richesses que la nature donne à la balnéothérapie.

Bien que les auteurs récents ne s'occupent guère des eaux de Chaudfontaine, elles ont leur histoire et leur emploi thérapeutique date du XIIIme siècle. Aussi, j'ai été assez étonné de ne pas les voir mentionnées dans le grand traité des eaux minérales d'Armand Rotureau.

M. le profssseur Dujardin-Beaumetz, dans son *Dictionnaire de thérapeutique et des eaux minérales*, les signale, *par erreur*, comme *ferrugineuses*, et voici ce qu'il en dit :

« Les eaux thermales de Chaudfontaine sont situées
» à cinq kilomètres de Liége, elles jaillissent à la tem-
» pérature moyenne de 33º C. Ces sources *ferrugi-*
» *neuses, comme toutes celles de la Belgique*, s'en
» distinguent *par leur haute thermalité. L'eau de*
» *Chaudfontaine rivalise avec celle de Spa, qui est le*
» *type des eaux minérales belges* (1) ».

Nous établirons par les analyses que les eaux thermales de Chaudfontaine *ne sont pas ferrugineuses*, mais bien *chlorurées* et *bicarbonatées sodiques, calciques et magnésiques légères* ; la somme des sels contenus dans un litre d'eau s'élève à 0^{gr}4880 seulement. Les eaux de Chaudfontaine se rapprochent beaucoup par leur thermalité (35º C.), par leur composition chimique ou leur action thérapeutique, des eaux thermales de *Néris*, de *Bains*, de *Plombières*, de *Luxeuil*, *(surtout la source savonneuse)* et de *La Malou*, en France ; des eaux de *Baden-Baden* de *Wildbad*, de *Schlangenbad*, et de *Teplitz* en Allemagne ; des eaux de *Wildbad-Gastein* dans le Tyrol, de *Baden*. près de Vienne, des eaux de *Buda-Pesth* et de *Mehadia* en Hongrie et des eaux thermales de *Pfaefers* et de *Ragaz*

---

(1) Le docteur Poskin, de Spa, a démontré que la Belgique renferme un grand nombre de sources minérales alcalines, thermales et autres, qui seraient une cause de richesse pour le pays et un grand bienfait pour l'humanité, si l'on se donnait la peine de les exploiter convenablement, à l'instar de ce qui se fait en France, en Allemagne, en Italie, en Espagne, etc.

en Suisse, dont elles partagent l'action calmante et antispasmodique.

Une particularité des eaux de Chaudfontaine, c'est que leur température augmente progressivement :

En 1818 Lafontaine constata .   . $32^o, 5$ c.
En 1837 Delvaux   »   .   . $34^o, 3$ c.
En 1867 Chandelon   »   .   . $35^o, 3$ c.
En 1889 j'ai constaté .   .   .   . $35^o, 6$ c.

Cette température de 35° C. environ est des plus favorables pour les bains, que l'on peut prendre sans devoir ajouter de l'eau ordinaire pour les refroidir; cette température est aussi très favorable pour les bains de piscine et à eau courante.

Chaudfontaine est un joli village, situé dans une délicieuse vallée sur les bords de la sinueuse rivière, *la Vesdre,* à sept kilomètres de Liége et non loin de la pittoresque vallée de l'Ourthe, si fréquentée par les touristes de tous les pays.

En 1250, une charte de l'évêque de Verdun, où l'on appelle ce hameau : « *Chauve-t'eau-fontaine* » mentionne l'existence de sources d'eaux chaudes naturelles...

Au XIVe siècle il y avait un hôpital et *Villenfagne* rapporte dans son ouvrage sur les eaux minérales qu'un religieux du nom de Père Martène fit, par testament, un don à l'hôpital de Chaudfontaine.

En 1676 un pauvre diable nommé Simon Sauveur, s'avisa de construire une espèce de chaumière avec de petits bains pour y gagner sa vie.

Dans une brochure publiée à Leyde (Pays-Bas) en 1714, par le docteur W. Chrouet et intitulée : « *La connaissance des eaux minérales d'Aix-la-Chapelle, de « Chaudfontaine et de Spa* », on lit à la page 23 et sui-

vantes, à propos de Chaudfontaine : « *L'endroit n'est*
» *qu'un petit hameau, portant le nom de Chaudfontaine,*
» *ce qui fait juger que la source tiède, dont l'eau est*
» *fort claire, d'un goût un peu salé et a une petite sen-*
» *teur de vin soufré, a été découverte depuis longtemps.*

» *Peut-être l'a-t-on méprisée et jugée inutile pour les*
» *bains à cause de son peu de chaleur et que d'un autre*
» *côté on n'en a fait aucun cas pour l'intérieur, à cause*
» *du voisinage des eaux de Spa, auxquelles les méde-*
» *cins de Liége ont de tout temps fait attention. Peut-*
» *être serait-elle encore aujourd'hui dans le mépris,*
» *sans un certain homme, Simon Sauveur, qui, accablé*
» *de pauvreté, s'avisa d'en faire les éloges et d'y cons-*
» *truire une cabane avec quelques bains, pour y*
» *gagner sa vie* ».

« *Il attira d'abord quelques femmes crédules et*
» *comme on se plaignait que les bains n'étaient pas assez*
» *chauds, il s'avisa d'y remédier en faisant chauffer*
» *une partie de cette eau sur le feu.* »

« *Plusieurs personnes y ayant trouvé du soulage-*
» *ment, leur réputation s'est tellement accrue ces der-*
» *nières années, que présentement on y vient de tous*
» *côtés. Il y a même apparence qu'elle ira toujours en*
» *augmentant, puisque MM. du chapitre de la Cathé-*
» *drale de Liége, M. le Chancelier et MM. de la*
» *Chambre des comptes, prévoyant le bien et l'avantage*
» *qu'il en reviendra au public, ordonnèrent au mois de*
» *mai 1713, de creuser en terre pour dégager la source*
» *chaude de l'eau froide qu'on soupçonnait de s'y*
» *joindre ; ce qui ayant assez bien réussi fit naître*
» *l'envie à un particulier de Liége d'acquérir le droit*
» *de la Chambre, dans l'espérance qu'avec les connais-*
» *sances qu'il avait du terrain il pourrait pousser*
» *l'entreprise à une plus grande perfection. En effet,*

» *ayant reconnu que cette eau venait d'une montagne*
» *voisine et traversait une prairie qui lui appartient,*
» *il la fit couper en quatre grands puits où il la trouva*
» *si chaude, si forte et si abondante qu'à l'instant il*
» *prit la résolution d'y construire une belle et magni-*
» *fique maison avec quarante bains de différente gran-*
» *deur, dans lesquels cette eau chaude coulera par le*
» *moyen de plusieurs pompes, qu'une roue sur un bras*
» *de la rivière fera agir. Ce qui sera avantageux en*
» *plusieurs façons parce que, sans parler de la netteté*
» *que ce renouvellement continuel apportera aux bains,*
» *on peut aisément juger, qu'elle en sera beaucoup meil-*
» *leure pour l'usage, surtout voyant qu'il ne sera plus*
» *néccessaire de la réchauffer comme devait le faire*
» *Simon Sauveur.* »

Par cet extrait de l'ouvrage du docteur Chrouet (1714) on voit que la découverte de ces eaux thermales avait attiré l'attention des autorités gouvernementales et médicales d'alors, et que leur efficacité et leur grande réputation furent rapidement établies malgré les plus grandes difficultés de communications, puisque, d'après les documents que j'ai consultés, on ne pouvait arriver à Chaudfontaine que par des sentiers difficiles et dangereux, accessibles seulement aux piétons et aux cavaliers et que, vu ces difficultés, les malades arrivaient de Liége à Chaudfontaine dans les barques qui faisaient le service des Forges et le transport des charbons.

Voici ce que dit le docteur Chrouet de la composition chimique des eaux de Chaudfontaine : (*voir ouvrage cité plus haut*).

« *Pour satisfaire le bonhomme Sauveur, j'avais*
» *analysé il y a plus de vingt-cinq ans les eaux de son*
» *bain, et il me souvient très bien qu'étant alors nou-*
» *vellement gradué en 1688, je me fis une espèce*

» *d'honneur et de devoir d'envoyer à nos professeurs*
» *de Leyde, ce que j'avais trouvé dans ces eaux ; ils*
» *jugèrent que c'était* UN SEL FIXE ALCALI TENANT BEAU-
» COUP DE LIXIVIEL.

Plus loin (page 3o), le docteur Chrouet, après avoir décrit ses procédés d'analyse et de réactions chimiques, conclut que les eaux de Chaudfontaine ne contiennent *ni soufre, ni fer*, et qu'elles renferment *un sel alcali fixe en très petite quantité*. Nous verrons, d'après les analyses faites récemment, que le docteur Chrouet, malgré l'imperfection des méthodes de son temps, avait bien étudié la composition chimique de ces eaux thermales. Après avoir reconnu la qualité de ces eaux, le docteur Chrouet conclut qu'elles étaient bonnes « *non seulement pour servir en bains, mais aussi en boissons* ».

Mais, dit-il, la grande difficulté était de persuader les malades à se décider à boire de l'eau thermale. Il se passa deux années avant de rencontrer une seule personne qui voulût se hasarder la première à boire de cette eau ! « Une femme âgée de quarante ans, *étant*
» *attaquée*, dit-il, *d'une espèce d'anasarque avec enflure*
» *considérable à la région hypogastrique*, ayant épuisé
» inutilement toutes les ressources de la médecine et
» de la pharmacie, lui communiqua l'intention qu'elle
» avait *d'essayer des bains de Chaudfontaine*, dans la
» pensée que si elle pouvait *suer fortement* toutes ses
» enflures disparaîtraient ».

« *Je pris la balle au bond, dit le docteur, et je lui*
» *répondis que ces eaux feraient merveilles ; mais que*
» *pour y suer bien fort il fallait, étant dans le bain*
» *avaler, comme cela se pratique à Borcette* (Aix-la-
» Chapelle), *quelques verres d'eau prise à la source* ».

« *Elle suivit mon conseil, et dès le premier jour, cette*
» *eau fermenta tellement dans son corps qu'elle vomit*

» *plusieurs fois copieusement. Le lendemain les gens*
» *qui s'était baignés avec elle, lui voyant le visage, les*
» *mains et les jambes à demi-dégonflées, l'encouragè-*
» *rent encore à boire et à se baigner, et ayant continué*
» *ce manège quatre ou cinq jours, elle les quitta non*
» *seulement délivrée de son anasarque, mais aussi de*
» *cette espèce d'hydropysie de matrice qu'elle y avait*
» *apportée. Cet exemple fut bientôt suivi par un grand*
» *nombre de malades qui n'auraient jamais voulu boire*
» *ces eaux, et jusqu'à présent, je ne connais personne*
» *qui se soit repenti de les avoir bues. Il faut pourtant*
» *que j'ajoute que cette eau agit rarement par le haut,*
» *et que cela n'arrive que lorsque la matière morbifique*
» *se rencontre dans l'estomac. Elle opère plus souvent*
» *par le bas et ne manque jamais de passer abondam-*
» *ment par les voies urinaires, et lorsque ces parties*
» *sont chargées de viscosités hérissées d'âcretés acides,*
» *comme dans l'*ISCHURIE, *ses effets sont si prompts et*
» *si efficaces, que j'ai eu autrefois de la peine à croire*
» *que la petite quantité de sel qu'elle contient fût*
» *capable de produire des effets si merveilleux. Lors-*
» *qu'il y a nécessité de* DÉTERMINER LEUR ACTION
» PAR LES SELLES, *je charge le premier verre d'un*
» *dragme ou deux de sel* POLYCHESTE *bien préparé où*
» *j'y fais fondre trente à quarante grains de l'*ARCANUM
» DUPLICATUM, *faisant boire par dessus et à diverses*
» *reprises jusque à huit livres d'eau chaude en obser-*
» *vant les mêmes circonstances qu'on observe en buvant*
» *les eaux d'Aix-la-Chapelle* ».

Cet exposé nous prouve qu'en 1689 la composition
alcaline légère des eaux de Chaufontaine, leur action
sudorifique, diurétique et *non purgative*, leur température suffisamment élevée, après un captage assez con-
venable, pour servir aux bains sans les réchauffer,

étaient déjà bien établies et qu'en 1713 la grande réputation de ces eaux était si bien connue qu'un grand établissement pour quarante bains avec logements fut construit par un concessionnaire d'après les plans fournis par les États et le prince-évêque, après avoir pris l'avis du conseil des médecins (au nombre de neuf) de la ville de Liége. Telle est l'origine des bains de Chaudfontaine dont l'établissement thermal existe encore aujourd'hui.

La vogue des bains de Chaudfontaine devint si grande qu'en 1714 il fallut créer un service spécial de barques pour le transport exclusif des malades. En 1721 on construisit la grande route royale, allant de Liége vers Pepinster et Spa.

L'affluence des malades devint de plus en plus grande; et l'on y rencontre des personnages de haute distinction qui viennent chercher aux bains de Chaudfontaine la guérison de leurs névralgies et de leurs rhumatismes. En 1761, il fut délivré du mois de mois de mai au mois de décembre 12,294 bains. En 1801 en quatre mois, de juin à septembre, on délivra 10,582 bains.

Napoléon Ier nomma par décret, en 1803, le *docteur Gueydan de Paris, médecin-inspecteur des eaux minérales de Chaudfontaine.*

Dans un travail très intéressant publié dans « *Patria Belgica* » (Encyclopédie nationale de la Belgique, dixième livraison, 1873), le docteur Louis Laussedat, médecin distingué de la faculté de Paris qui, après l'avènement du second empire, se réfugia à Bruxelles où il pratiqua la médecine jusqu'après 1870, époque à laquelle il rentra dans sa patrie et fut élu député, le docteur Laussedat dit que si le sol de la Belgique renferme de très nombreuses sources ferrugineuses dans les Ardennes surtout, Chaudfontaine fait exception par la composition et la thermalité de ses eaux.

Le Docteur Laussedat dit que la notoriété des eaux de Chaudfontaine est très ancienne, et que c'est à cette station thermale qu'il faut rapporter plus particulièrement ce qui a été écrit par Montaigne, par le président de Laplace, par Ambroise Paré et Philippe de Besançon, qui tous parlent des bains minéraux de Liége, alors que Liége n'en a jamais possédé, et que Chaudfontaine est une localité limitrophe de Liége et sans cesse en rapport avec cette ville, dont un grand nombre d'habitants y ont leurs forges établies. C'est encore Chaudfontaine que Brantôme veut désigner quand il raconte le séjour de Marguerite de Valois aux *bains* de Liége. Des documents que j'ai consultés m'en ont donné la certitude.

Dans un rapport publié le 9 octobre 1716 par le collège des médecins de Liége, l'efficacité des eaux de Chaudfontaine est très bien établie dans les maladies du tube digestif, et surtout leur emploi en bains et en boissons pour la guérison des affections sous-diaphragmatiques et des *maladies des nerfs*.

Le docteur Laussedat fait ressortir qu'il est certain qu'en médecine comme en alimentation, ce n'est pas tant à la quantité des substances ingérées qu'à leur qualité et leur mode d'action sur l'organisme qu'il faut s'attacher. Il compare les eaux de Chaudfontaine pour leur composition, leur thermalité, et leur action thérapeutique, aux eaux *thermales et aminérales (eaux chaudes indifférentes* comme on les désigne si souvent à tort) des divers pays, et dit que plaider l'action de ces sources si connues et si fréquentées en France, en Allemagne, en Autriche, etc., et que nous avons énumérées plus haut, c'est plaider la cause des eaux de

Chaudfontaine, qui méritent une grande part de l'estime dont elles jouissent. Il résulte de l'observation clinique, dit Balaglivi, que les eaux de Chaudfontaine sont réellement efficaces contre la plupart des affections de l'état chronique, qui ont leur siège dans les viscères abdominaux.

L'herpès coïncidant ou alternant avec la goutte erratique y est avantageusement combattu, et si la qualification *d'antirhumatismales* convient à certaines eaux, *nulles d'entre elles ne le méritent mieux que celles de Chaudfontaine*. Mais c'est sur *le système nerveux*, dit encore le docteur Laussedat, que les eaux de Chaudfontaine comme les eaux similaires de *Neris, Schlangenbad, Wildbad*, etc., *ont une action des plus marquées*. Ces propriétés, constatées il y a de longues années, ne se sont point démenties ; nous dirons même qu'elles se sont accrues avec l'accroissement de la température des eaux de Chaudfontaine. Les observations publiées en 1716 par le collège des médecins de Liége ont été vérifiées par tous les bons observateurs. Le docteur Etienne Kuborn, le docteur Bougard, professeur à l'université de Bruxelles, le docteur Vaust, ancien professeur à l'université de Liége, préconisaient la cure de Chaudfontaine aux névropathes, aux dyspeptiques et aux rhumatisants. Le docteur Frankinet disait que les eaux de Chaudfontaine étaient pour bien des malades *nerveux* une vraie *panacée*. Voici ce qu'en disait l'illustre professeur le docteur Lombard :

« Les eaux de Chaudfontaine sont du petit nombre des eaux thermales dont la chaleur uniforme est précisément la plus favorable à l'usage des bains. Ces bains conviennent à tous les âges et ne *peuvent nuire à aucun malade*. Leur température est celle à laquelle les bains produisent généralement les meilleurs effets thérapeutiques. Aussi ne voit-on jamais d'accident à Chaudfontaine, tandis que dans d'autres localités l'usage des bains plus chauds est fréquemment suivi de résultats fâcheux. A Aix-la-Chapelle et ailleurs il faut refroidir l'eau avant de l'employer en bain ; on conçoit que l'opération du refroidissement doit nuire souvent à la régularité de la température (nous pourrions ajouter : à la *composition chimique de l'eau et conséquemment à son action thérapeutique*) puisqu'il suffit d'un léger abaissement de température pour précipiter, décomposer même, et par conséquent rendre inactifs les agents chimiques auxquels une eau doit ses propriétés médicamenteuses et curatives. A Chaudfontaine ni oubli, ni imprudence possible ; on ne peut dépasser la température normale de l'eau thermale, et l'on se tient au bain aussi longtemps que l'on veut.

» Cette uniformité de chaleur, à un degré (35° C) merveilleusement approprié aux conditions physiologiques de l'homme, est une véritable faveur qui semble acquise aux bains de Chaudfontaine. Un fait que tout le monde a constaté c'est que ces bains ne fatiguent pas lors même qu'on y reste plusieurs heures. La tête reste libre ; les personnes qui ont l'haleine courte n'y souffrent pas. La peau se nettoie, des lamelles épidermiques s'en détachent, elle *blanchit* et devient douce ; souplesse du corps au sortir du bain, activité des fonctions, réveil de l'appétit chez les faibles, exaltation de l'appétit chez les autres : tous effets produits par l'absorption d'une grande quantité d'eau chaude qui pousse vivement au dehors, et débarrasse ainsi l'économie d'une foule de matériaux organiques inutiles et nuisibles.

» Ajoutons les qualités tempérantes, émollientes de cette eau, et l'on comprendra comment tant de malades viennent chaque année se guérir ou améliorer leur santé à Chaudfontaine ; comment les *femmes nerveuses, vaporeuses* viennent s'y rétablir ; comment les névralgies rebelles s'y affaiblissent par degrés ; comment les rhumatisants, les goutteux, les graveleux, les calculeux, etc., ne manquent guère d'atteindre le bout de la saison, sinon radicalement guéris, du moins avec une très sensible amélioration.

» Mais c'est surtout contre les irritations abdominales chroniques que ces bains, *suffisamment prolongés et convenablement répétés,* produisent de merveilleux effets.

» Depuis quelques années, un médecin de Plombières combat ces affections invétérées par des bains prolongés ; mais l'excessive température des eaux de cette localité ne lui permet pas d'avoir autant de succès que nous en obtenons à Chaudfontaine. Telle peut donc être la devise de nos eaux thermales : *à beaucoup utiles, à personne nuisibles.* » (Extrait de *Chaudfontaine Wallonnade,* par le professeur Grandgagnage, publiée en septembre 1852).

Ce qu'écrivait en 1852 le professeur Lombard sur les eaux de Chaudfontaine est toujours vrai, et l'expérience le démontre chaque année. Depuis bientôt vingt-cinq ans, nous avons recommandé la cure des eaux de Chaudfontaine, et elle nous a réussi surtout dans les affections herpétiques, rhumatismales et dans les névroses.

Dans la migraine rebelle entretenue par l'anémie et la dyspepsie, les eaux de Chaudfontaine en bains et en boissons, à la dose de quatre à huit verres par jour d'eau thermale prise une demi-heure avant les repas, nous a donné des résultats surprenants.

Les affections rénales, la gravelle urique, le diabète et l'albuminerie chez les goutteux et les rhumatisants sont susceptibles d'amélioration notable et même de guérison. Dans ces cas, la douche chaude, et la boisson dans le bain, produisent d'excellents résultats.

Nous avons traité aussi avec succès des cas d'angine rebelle et de laryngo-bronchite herpétiques et granuleuses par l'emploi de cette eau thermale, non seulement en bains et en boisson, mais aussi en gargarisme et en pulvérisation. Cette eau possède à un haut degré la propriété de donner à la peau une souplesse, une blancheur et un velouté très appréciés du beau sexe. Les affections légères de la peau ne résistent pas à l'usage rationnel et prolongé de ces bains.

Les affections organiques du cœur ou des organes de la respiration qui compliquent parfois les maladies chroniques, susceptibles d'une cure thermale, ne sont pas une contre-indication pour les eaux de Chaudfontaine, comme elles le sont parfois pour les eaux de Carlsbad, d'Ems, de Marienbad, de Kreusnach, de Nauheim, d'Aix-la-Chapelle, de Vichy, etc.

La goutte calcaire et la gravelle phosphatique sont améliorées par les eaux de Chaudfontaine en boisson et en bains.

Je crois avoir démontré, par les documents historiques, par l'observation, l'expérience et les travaux de médecins distingués, l'importance et l'utilité des eaux thermales de Chaudfontaine, et je suis persuadé que si une société mettait à exécution un projet sérieux pour transformer Chaudfontaine en une vraie ville de cure thermale, à l'instar des belles stations de Vichy, de Plombières, de Cauterêts, de Wiesbaden, d'Ems, de Wildbad et de tant d'autres, qui attirent chaque année une foule innombrable de malades et de surmenés, les eaux de Chaudfontaine auraient bientôt reconquis leur ancienne réputation, et que cette charmante station balnéaire ne tarderait pas à attirer chez elle une nombreuse et fidèle clientèle. Mais, pour atteindre ce but auquel sont arrivées des stations moins privilégiées par la nature, telles que la Bourboule, le Mont-Dore, Saint-Sauveur, Barèges, Salies-de-Béarn et tant d'autres; il faut avant tout réaliser quatre points essentiels :

1º Construire à Chaudfontaine des hôtels-pensions, des villas confortables et hygiéniques, à l'instar de ce qui se fait en Angleterre et en Suisse, où les malades et les familles puissent s'installer aisément dans des conditions avantageuses.

2º Construire un établissement de bains d'après toutes les règles et les progrès de la balnéothérapie actuelle, tel que j'en ai pu admirer dans les Vosges, dans les Pyrénées, dans l'Auvergne ; en Allemagne, en Suisse, etc., et *compléter le captage des sources* ;

3º Assainir la localité par des travaux hydrauliques importants, afin d'empêcher les eaux de la Vesdre, *infectées par les industries,* d'imprégner le sous-sol et de contaminer ainsi les eaux potables et l'atmosphère. A ce sujet le gouvernement ferait bien de rappeler les industriels à l'observation des lois sur les cours d'eau, qui les obligent à établir des bassins de décantation pour empêcher l'infection des eaux courantes ; ces bassins bien organisés seraient une source nouvelle d'engrais pour l'agriculture ;

4º De confier à un médecin compétent le service hydro-médical et hygiénique de la station thermale.

Si le problème, tel que nous l'indiquons sommairement ici, était réalisé, on pourrait assurer à Chaudfontaine la prospérité et une vogue inespérée. En effet, cette localité est située au centre de la Belgique, à dix minutes de Liége, deux heures de Bruxelles, sept heures de Paris et huit heures de Londres ; le site est des plus pittoresques ; la vallée, les coteaux offrent les plus délicieux emplacements pour l'édification d'hôtels, de villas, de sanatoriums utiles aux malades et aux convalescents ; la vertu curative des eaux thermales ne le cède en rien aux eaux les plus réputées de l'Europe pour le traitement des maladies de l'estomac, des affections rénales, utérines et surtout du système nerveux, hélas ! trop fréquentes aujourd'hui. Voisines des eaux ferrugineuses de Spa, les eaux thermales de Chaudfontaine prépareraient bien des malades affaiblis par la dyspepsie gastro-intestinale et la névrose à supporter facilement la cure des eaux ferrugineuses de Spa et à leur assurer le plein succès. Ces deux stations minérales voisines ne pourront jamais se faire concurrence, parce que la composition chimique, la température et l'action thérapeutique de leurs eaux sont absolument différentes. Chaudfontaine : chaudes 35 1/₂, et alcalines légères. — Spa : froides 10⁰ ferrugineuses et chargées d'acide carbonique). Mais la combinaison des deux cures pourra produire des résultats inespérés, même des retours complets à la santé, dans certaines affections chroniques (rhumatisme, névrose, diabète, albuminerie, hydropisie, anémie, métrite chronique, affections de la gorge et des voies respiratoires), que l'on chercherait vainement d'obtenir ailleurs ;

Nous faisons donc des vœux pour que l'on se mette à l'œuvre sans tarder, et nous croyons même que le gouvernement ferait chose utile à la prospérité du pays en favorisant par tous les moyens possibles, *même par la reconnaissance d'utilité publique*, l'établissement en Belgique de stations minérales et thermales, ainsi que cela se pratique sur une si grande échelle en Allemagne, en France, en Suisse, en Italie, en Autriche, en Espagne, etc.

La Belgique est admirablement située pour attirer les étrangers, sa réputation hospitalière est connue du monde entier. Si elle possédait quelques stations minérales bien installées, et Chaudfontaine peut devenir la plus importante de toutes avec Spa et Ostende, on peut affirmer que ces stations ne tarderaient pas à être fréquentées par un grand nombre d'étrangers et qu'elles seraient une source féconde de prospérité pour le pays, ce qui par le temps qui court n'est nullement à dédaigner.

LISTE DES OUVRAGES CONCERNANT CHAUDFONTAINE.

(Bibliographie spadoise, par M. Albin Body.)

1714. — *La connaissance* des eaux minérales d'Aix-la-Chapelle, de Chaudfontaine et de Spa, par leurs véritables principes, envoyée à un ami par M. Chrouet, docteur en médecine. Leyde, V⁰ B. Schouten, in 12 de 88 pages avec une planche représentant le plan du bâtiment des bains de Chaudfontaine. Seconde édition, Liége, J.-A. Barchon, 1729, in 12 de 96 pages.

Lettre à M. Dubar, docteur en médecine à Maestrick *(sic)* par J.-H. Bresmal, docteur en médecine, préfet de collège des médecins de Liége, ou réplique à la lettre écrite à un ami, contre la défense des eaux minérales de gadot, par M. Chrouet, docteur en médecine à Liége, chez Baudouin Bronkart, 1714, 180 l. in 12 de 40 pages.

1714. — P. 26. La seconde lettre, relative aux eaux de Gadot a pour titre : *Lettre à M. Dubar*, docteur en médecine à Maestricht, par J.-F. Bresmal, docteur en médecine, professeur du Collège des médecins de Liége, ou Réplique à la lettre à un ami contre la défense des eaux minérales de Gadot, par M. Chrouet, docteur en médecine. Liége, Baudouin Bronckart, 1714, in 12 de 40 pages. Elle n'est donc pas de 1725, ainsi que le rapporte M. Capitaine.

1714. — Titre : *Plan du bâtiment* des bains de Chaudfontaine, près Liége. Cette gravure, assez insignifiante, représente simplement la vue isométrique (à vol d'oiseau) de l'édifice des bains. Elle figure dans la connaissance des eaux minérales d'Aix-la-Chapelle, Chaudfontaine et de Spa de Chrouet, 1714, et dans le parallèle des eaux minérales de Bresmal, 1721.

1757. — *Voyage de Chaudfontaine,* opéra burlesses treuz act (par Ab. M. de Cartier, Fabry, de Harlez et de Vivario) mettouis muzik par M. Hamal et exécute al maison d'voir le 23 janvier 1759 Liége, S. Bourguignon, 1757, 3 cahiers in-4° de 8, 8 et 9 pages. Voyages de Limbourg, 1766.

1801. — *Les délices de Chaudfontaine* ou description de la promenade de Liége à cet endroit célèbre, par D. Malherbe, citoyen de Liége. Bourguignon, pet. in-12 de 5 p. 86 pp.

Cet opuscule est dédié aux dames de tous les pays.

1811 — *Voyage de Liége* à Spa par Chaudfontaine, in-8°. Poème, par F. Rouveroy. De Villenfagne dit à propos de cet opuscule : « M. Rouveroy se propose de publier bientôt un voyage à Spa par Chaudfontaine. Cet auteur a pris pour modèle Chapelle et Bachaumont... J'ose assurer que son ouvrage pourra être placé à côté de ces deux poètes agréables ». Comme témoignage, de Villenfagne citait une vingtaine de vers de l'œuvre projetée. Sur la foi du renseignement de Villenfagne, Dethier, Derive et la Bibliographie liégeoise, ont cité ce livre comme ayant paru. U. Capitaine croyait avec raison qu'il n'avait jamais été imprimé, ayant fait d'inutiles recherches pour découvrir le manuscrit original.

Dans l'essai bibliographique qu'il publia dans ses tablettes spadoises, Dérive signale à cette époque deux ouvrages restés manuscrits. Le premier dont il donne inexactement le titre était le suivant : Mémoires historiques et critiques sur Spa, sur ses sources minérales et sur diverses particularités de ce lieu célèbre, avec une esquisse de ce que les environs les plus rapprochés peuvent offrir d'intéressant, par Deleau-Seraing, in-folio. Ce manuscrit fut vendu par l'auteur à Giloton, libraire à Spa, qui se proposait de l'éditer ; mais les circonstances peu propices du moment lui firent ajourner la réalisation de ce projet. Sur ces entrefaites Giloton mourut, le manuscrit passa aux mains de ses héritiers, qui le rendirent à M. Ed. Lavaley, à la mort duquel il fut acquis par U. Capitaine. Aujourd'hui, il fait partie de la bibliothèque de cet écrivain, qui a été léguée à la ville de Liége. Capitaine avait manifesté l'intention d'en publier une partie ; à vrai dire, il ne contient que peu de faits intéressants et la majeure partie du volume est consacrée à des dissertations surannées sur les principes chimiques de nos eaux.

1818. — *J.-B. Leclerc.* — Abrégé de l'histoire de Spa ou mémoire historique et critique sur les eaux minérales et thermales de la province de Liége et spécialement sur celles de Tongres, Spa et Chaudfontaine, considérées sous le rapport de leur ancienneté et de leur célébrité. Liége, P.-J. Collardin, 1818.

1824. — *Histoire et description* d'Aix-la-Chapelle, de Borcette et de Spa, ainsi que de leurs environs, par Aloïs Schreiber, cons. aul. et historiographe de S. A. R.

le grand-duc de Bade, suivi d'une instruction pour l'emploi des eaux, revue, corrigée et augmentée par le docteur Tietzel, avec un appendice orné d'une gravure et d'une carte. Heidelberg, Engelmann, in-18 de 3oo pages. Spa et Chaudfontaine comprennent les pages 139 à 187 de ce volume. Voyez : Revue de la Flore, 1811, Revue du dix-neuvième siècle. Paris.

Les Ardennes belges, par Gustave Vaez (Van Nieuwenhuysen), article reproduit dans « l'Artiste » de Bruxelles, numéros de juillet et août 1837, Chaudfontaine, Spa, Malmédy, Stavelot, Coo, Remouchamps, etc.

1841. — *Bains d'Europe,* Manuel du Voyageur aux eau d'Allemagne, de France, de la Belgique, de la Savoie, de la Suisse, etc., etc., en partie traduit de l'ouvrage anglais du docteur Granville. Paris, Maison, in-18.

Spa et Chaudfontaine, pp. 460-486. Cet ouvrage contient deux vues de Spa, l'entrée du bourg et le monument de Pouhon, qui porte ce titre :

« Fontaine des crapauds près de Spa. »

1854. — *Chaudfontaine* et ses environs, illustré de vues dessinées d'après nature. Bruxelles, Hauman, in-32 de 28 pages, avec 15 vues Nouveau guide du voyageur dans Liége, Spa, Chaudfontaine et ses environs (par Rigo fils). Liége, Philippart frères (Denoël), in-18 de 162 pages, 12 planches et un plan.

Ce guide fut réimprimé la même année avec le nom de l'auteur. Règlement d'ordre et de police pour les courses de chevaux établies à Spa, S. l. n. d. Placard à deux colonnes, daté du 27 juin 1844.

1846. — *Une vue de Chaudfontaine* figure dans l'ouvrage suivant : Iq. Kuranda, België sedert de omwenteling in 1830. Amsterdam, 1846, 280 l. in-8o.

1853. — *Chaudfontaine*, Wallonade, par G. G. G. G. (J. Grandgagnage, premier président honoraire de la cour de Liége). Liége, Carmanne, in-8o de 206 pp.

Carte et musique gravées. Tiré à part de l'Institut archéologique liégeois, t. I.

1853. — Carte intitulée : « *Chaudfontaine* et ses environs, par Th. Vandermaelen 687. Cette carte ne donne que les environs de Chaudfontaine. Largeur 0.285, hauteur 0.215. Dans : Chaudfontaine, par S. Grandgagnage. Extrait du Bulletin de l'Institut archéologique liégeois, t. I., p. 123.

1873. — *Villes d'eaux* et hydrologie médicale, par M. le docteur Louis Laussedat. A paru dans *Patria Belgica*, encyclopédie nationale, etc., publiée sous la direction de M. Eugène Van Bemmel, Bruxelles, 1873, in-8o, 1re partie, p. 625; Spa, p. 627 : Chaudfontaine, p. 636.

1888. — *Sources minérales* de la Belgique, par le docteur Poskin, médecin consultant, à Spa (Extrait des Mémoires de la Société belge de Géologie, de Paléontologie et d'Hydrologie. Bruxelles, 1888.)

IV. Considérations sur l'administration et l'exploitation des stations balnéaires.

La vogue, le succès et la prospérité des stations hydro-minérales sont intimement liés à leur organisation scientifique au point de vue de l'hygiène, du bien-être des villégiateurs et du traitement spécial des malades par l'application des ressources hydro-minérales de chaque station, qui doivent toujours être l'objectif et le principal facteur de la cure minéro-thermale.

Mon expérience de bientôt quarante ans de pratique, mes voyages et mes études d'hydrologie médicale m'ont appris que le succès et la réputation des stations hydro-minérales dépendent presque exclusivement de l'emploi médical et rationnel des eaux et du perfectionnement scientifique des installations balnéaires.

Les villes d'eaux doivent *donner aux malades tout ce que les vertus médicinales et spéciales de chaque source peuvent donner ;* et sous ce rapport les cures thermales sont d'une richesse thérapeutique extraordinaire. Aussi faut-il bien se garder, dans une station d'eaux minérales naturelles, d'attacher une trop grande importance, comme cela arrive quelquefois, à des traitements étrangers à la cure thermale. Que de fois j'ai entendu des malades, revenant d'une ville d'eaux, exprimer leur vif mécontentement et jurer de ne plus y retourner, parce qu'un médecin de la station avait attaché *trop d'importance à des traitements étrangers à la cure hydro-minérale,* tels que l'électricité, le massage, la mécanothérapie, la kinésithérapie, les spécialités, la médecine opératoire, etc., traitements qu'il est facile à tout le monde de suivre chez soi, alors que la *vraie cure hydro-minérale,* pour laquelle les malades avaient fait les frais d'un voyage, leur *semblait, en définitive, n'avoir été que l'accessoire.*

Quelquefois on me fit observer avec une certaine raillerie qui ne manquait point de bon sens que, si tous ces traitements divers étaient nécessaires, indispensables d'après les médecins des villes d'eaux, pour obtenir un réel succès de la cure thermale, cela diminuait beaucoup dans l'esprit des malades leur confiance dans la vertu curative des eaux et n'était nullement en faveur du traitement hydro-minéral.

Je me garderai bien de dire que tous ces moyens thérapeutiques n'ont pas leurs indications particulières *(comme adjuvants* , dans une station thermale, aussi bien que dans une autre localité ou une ville quelconque ; loin de moi aussi la pensée de critiquer les belles installations d'électrothérapie, de photothérapie, de mécanothérapie, etc., qu'on admire dans les grandes stations thermales ; mais à mon avis, aujourd'hui plus que jamais, on se rendra aux stations minéro-thermales *principalement pour y prendre les eaux*, d'autant plus que tous les autres moyens thérapeutiques ont leur vogue et leurs installations partout et sont ainsi à la disposition de tous les médecins et de tous les malades.

Je conclus donc avec mon sympathique et éminent confrère le professeur Landouzy, que chaque station hydro-minérale a sa *thérapeutique spéciale*, et que c'est au médecin hydrologue expérimenté qu'il appartient pendant la cure d'appliquer judicieusement les richesses médicinales des eaux naturelles pour la satisfaction et le plus grand bien des malades qui lui sont *temporairement confiés*.

Mais il ne suffit pas que les installations balnéaires et les conditions d'hygiène soient parfaites ; il faut encore et surtout que la ville ressemble, par la beauté des promenades, l'organisation des plaisirs et des distractions artistiques, intellectuelles et sportives, l'aménagement des villas, des hôtels et la facilité des moyens de circulation, ressemble, dis-je, à une cité idéale où circulent avec l'air et le soleil, la joie et la santé ; sources vives du bonheur !

Ce seront là les soins et la préoccupation constante

des habitants et des pouvoirs publics, suivant la devise :
« *il faut savoir bien semer pour pouvoir bien récolter.* »

Faut-il rappeler ici avec quelle science, quel art et
quel talent sont installées et organisées les stations
balnéaires et climatiques d'Angleterre, de Suisse,
d'Allemagne, de France et d'Autriche-Hongrie ; le
confort, le luxe et l'hygiène des habitations et des
villes d'eaux ? Mais aussi quelle source de bien-être et
de revenus pour les habitants et pour le pays !... Et
disons-le avec franchise, quelle leçon et quel exemple
pour les Belges et pour leur Gouvernement !

Les cités et les stations balnéaires bien organisées
seraient pour la Belgique entière une source grande de
revenus incalculables, à cause de la situation géographique centrale et privilégiée de notre pays ; de la
beauté des sites, du caractère hospitalier des habitants
et de la facilité des communications avec toutes les
contrées de l'Europe, même des deux hémisphères.

L'État, les Provinces, les Communes ont donc
un intérêt commun et équilatéral à favoriser le développement progressif et grandiose de nos plages et de
nos belles stations minéro-thermales d'Ostende, de
Spa et de Chaudfontaine, dont l'avenir est plein de
promesses et de réalités, si l'on considère les richesses
et le bien-être que produit l'exploitation rationnelle
et scientifique des villes d'eaux.

L'intervention des pouvoirs publics doit donc venir
largement en aide aux habitants de nos cités balnéaires,
pour en assurer le développement grandiose et la
prospérité.

L'influence du corps médical est grande et nécessaire
pour assurer aux villes d'eaux leur rapide et prospère

développement et pour y attirer la foule des visiteurs et des malades. Aussi dans chaque ville balnéaire doit *fonctionner sérieusement une Commission d'hygiène.* Elle comprendra des médecins *élus par le corps médical de la localité* ; plus un ingénieur hydrologue, un géologue, un architecte et des administrateurs provinciaux et communaux élus par les pouvoirs publics.

Cette commission aura pour objet tout ce qui concerne l'hygiène publique et privée de la localité ; l'étude des plans et des projets d'embellissements, de bâtisses, de monuments, d'installations balnéaires, de travaux quelconques d'utilité publique et privée au point de vue de l'hygiène, de la sécurité et de l'esthétique. Les rapports, études, projets *de la commission d'hygiène* seront soumis aux administrations et aux pouvoirs compétents pour leur exécution.

La commission d'hygiène proposera aux administrations publiques les candidats aux places de *directeur* et d'*administrateur* des établissements balnéaires et aux fonctions déterminées par la dite commission, d'un *médecin-inspecteur de la station thermale* nommé et salarié par le gouvernement.

Le *médecin-inspecteur* ne pourra exercer l'art de guérir pendant toute la durée de ses fonctions, ni en ville, ni ailleurs, sous peine de révocation.

C'est le seul moyen de conserver à ce fonctionnaire l'autorité et l'indépendance nécessaires.

Le *médecin-inspecteur* est de droit membre de la commission d'hygiène ; il fera des rapports périodiques sur tout ce qui concerne le service sanitaire de la ville d'eaux, la direction et l'administration des établissements, l'embouteillage et l'expédition des eaux minérales, le captage et la protection des sources, etc., etc.

** **

Nous approuvons beaucoup l'institution de la *cure-taxe*, c'est-à-dire la redevance individuelle pour chaque personne faisant la cure ou un séjour de plus d'une semaine ; mais à la condition expresse que le produit intégral de cette *cure-taxe* sera exclusivement employé par la ville à des améliorations et à des embellissements utiles aux étrangers et aux malades qui fréquentent la station balnéaire.

La *cure-taxe* a produit d'excellents effets en Allemagne ; grâce à elle et à la généreuse intervention financière des pouvoirs publics, certaines stations ont acquis en peu d'années un développement, une vogue et une prospérité extraordinaires.

Nous avons par nos études acquis la conviction que la prospérité et le rapide développement des villes et surtout des villes d'eaux, ainsi que leur bonne administration financière sont intimement liés à l'établissement de la *régie communale* pour tous les grands services publics : eaux, bains, gaz, électricité, tramways, assurances contre l'incendie, etc. Je ne puis comprendre, quand je vois les bénéfices énormes faits par les sociétés, les coopératives et par le gouvernement au moyen de la régie des chemins de fer, des postes, du télégraphe, du téléphone, et tous les avantages et les ressources financières qu'ont retirés en Angleterre et ailleurs les villes qui ont adopté la régie communale des services publics, je ne puis comprendre, dis-je, l'hésitation ou le refus de nos administrations urbaines, d'autant plus qu'il serait ridicule, absurde d'invoquer les difficultés techniques et administratives, puisqu'il est pratiquement démontré qu'elles n'existent point pour les régies actuelles, et que les services publics exploités en régie sont *beaucoup plus favorables au public* que les exploitations particulières ou les sociétés, et procurent des revenus considérables, qui diminuent les impôts et permettent l'exécution de grands travaux publics sans grever les budgets.

Le collectivisme constitue la synthèse et l'harmonie universelle de la nature ; c'est une folie ou une absurdité que de vouloir soustraire l'organisation de la société humaine à ses lois immuables et éternelles.

Ces considérations générales ont pour but d'éclairer l'opinion, les particuliers et les administrations publiques si intéressées à l'avenir et au développement de nos belles stations balnéaires. C'est dans ce but qu'a été fondée en 1910, la Société d'Hydrologie et de Climatologie médicales de Belgique, dont voici les statuts :

ARTICLE PREMIER. — Il est fondé une société ayant pour titre : *Société d'Hydrologie et de Climatologie médicales de Belgique,* dont le siège social est à Bruxelles et dont le but principal est de grouper et de réunir les savants, les médecins, pharmaciens, chimistes, hôteliers, ingénieurs, architectes, économistes, artistes, etc., afin d'étudier scientifiquement et pratiquement tout ce qui concerne l'hydrologie et la climatologie, non seulement au point de vue médico-thérapeutique, mais encore de tout ce que l'hygiène, l'art et la science modernes exigent dans l'intérêt de l'organisation, du perfectionnement des installations balnéaires et climatiques, au point de vue de l'efficacité des cures d'eaux et d'air, de l'embellissement et du développement des parcs, des édifices, des stations thermales et du progrès incessant de leur beauté et de leur prospérité.

Les études de la Société comprennent notamment :

1) L'examen des questions scientifiques pures et leur application à l'hydrologie et à la climatologie médicales.

2) La création de villes d'eaux minérales et de stations climatiques, l'hygiène publique et privée et leurs applications ; l'art public appliqué à l'embellissement des stations ; l'outillage nécessaire en vue de leur exploitation rationnelle, scientifique et lucrative ;

3) La propagande en leur faveur par la Presse et par tous autres moyens ;

4) L'étude de la législation : rôle de l'État et des pouvoirs publics, législation en matière de jeu, de protection des sources, privilèges nécessaires en vue du développement et de la prospérité des stations, etc.

5) Administration économique et financière ; taxe sur les étrangers (la cure-taxe des Allemands) ; organisation des emprunts nécessaires au développement des stations, ou à leur raccordement avec des villes et des contrées importantes par des voies nouvelles de communication rapides et faciles ; formation de sociétés fermières pour l'exploitation, etc.

Art. 2. — La Société se compose : 1) de membres *effectifs*, dont la cotisation annuelle est de *cinq francs* ; de membres *honoraires*, dont la cotisation est de *dix francs* ; 3) de membres *protecteurs*, c'est-à-dire de personnes qui pourront contribuer à la prospérité de la Société par des dons généreux ou par une souscription d'au moins *cinq cents francs* ; 4) de membres *correspondants* étrangers ; 5) de membres *d'honneur*. Ce titre pourra être accordé, par décision de l'assemblée générale, aux personnes qui, par leur influence et leur dévouement à l'œuvre, auront rendu d'éminents services à la Société.

Tous les souscripteurs et adhérents inscrits avant la deuxième assemblée générale auront le titre de membre *fondateur*.

Art. 3. — Le siège de la Société et de son Comité central est à Bruxelles, Maison des Médecins, Grand'Place.

Art. 4. — La Société d'Hydrologie et de Climatologie médicales de Belgique tiendra chaque année, au siège de la Société ou dans une station belge et à une époque qu'elle désignera, son assemblée générale statutaire.

Art. 5. — Pour faciliter la propagande et les études théoriques et pratiques qui intéressent la Société et l'avenir de nos villes thermales et de nos stations climatiques, le pays sera partagé en quatre zones, dans lesquelles se constitueront les comités régionaux suivants :

1) Zone n⁰ 1 (zone du Littoral), qui comprendra les deux Flandres ;

2) Zone n° 2 (zone Campinoise), qui comprendra les provinces d'Anvers et de Limbourg ;

3) Zone n° 3 (zone Ardennaise , qui comprendra les provinces de Liége, Namur et Luxembourg ;

4) Zone n° 4 (zone Centre-Midi), qui comprendra les provinces du Brabant et du Hainaut.

Art. 6. — Les Comités régionaux auront leur autonomie et leur organisation particulières *toujours conformes au but et aux statuts généraux de la Société.*

Art 7. — Les comités régionaux seront en rapport constant avec le Comité central, lequel concentrera tous les travaux de la Société et publiera à cet effet une *Revue,* qui sera l'organe officiel de la Société.

Art. 8. — Le Comité constitue le Conseil général et la Cour d'arbitrage de la Société, dont il a la haute administration et les pleins pouvoirs pour juger en dernier ressort, tous les différends qui peuvent surgir, pour résoudre définitivement toutes les difficultés et toutes les questions importantes intéressant la Société. A cet effet, il est composé de neuf membres, élus pour un terme de trois années, par tous les membres de la Société réunis en assemblée générale, qui, chaque année, procéderont au renouvellement du tiers des membres du Comité central. Le sort désignera les membres sortants au bout de la première et de la denxième année.

Art. 9. — Aux neuf membres du Comité central seront adjoints, au même titre, le Président et le Secrétaire de chacun des Comités régionaux, qui en font ainsi partie de droit.

Art. 10. — Le Comité central choisit lui-même son bureau.

Art. 11. — La durée de la Société est illimitée : sa dissolution ne pourra être prononcée que par les trois quarts des membres réunis en assemblée générale et votant par bulletins secrets.

Art. 12 - En cas de dissolution de la Société, tout son avoir sera donné à des œuvres sociales que l'assemblée générale spécifiera.

J'ai voulu démontrer toute l'importance au point de vue national, de l'exploitation rationnelle et scientifique de nos stations thermales; la nécessité d'études approfondies avant de se mettre à l'œuvre, afin d'aboutir sûrement et avec succès et d'éviter les écueils, les déceptions et les erreurs, toujours très préjudiciables et souvent même presque irréparables.

Dans les œuvres d'intérêt économique, social et humanitaire, il faut voir haut et grand pour le présent et pour l'avenir ; pour les réaliser fructueusement, il faut se laisser guider par la science et unir toutes les activités physiques et intellectuelles à toutes les bonnes volontés et à toutes les initiatives dans l'intérêt commun et suivant l'immortel principe :

« *Vis unita fortior.* »

TROISIÈME PARTIE

MÉMOIRES
ET DOCUMENTS DIVERS

SUR

l'HYDROLOGIE MÉDICALE ET LA CLIMATOLOGIE

La cure marine
et les plages du Littoral Belge

PAR LE DOCTEUR JULES FÉLIX

Professeur d'Hydrologie et de Climatologie médicales

La Cure marine, ou le séjour plus ou moins prolongé aux bords de la mer dans le but d'y soigner et d'y rétablir la santé est connue et en honneur depuis la plus haute antiquité.

Ce serait une grave erreur que de croire que les hommes primitifs ignoraient les heureuses influences de l'air, des eaux et des lieux sur la santé et les vertus curatives des bains de mer, des eaux minérales et thermales appliqués aux maladies des hommes et des troupeaux.

Les Turcs, les Grecs et surtout les Romains attribuaient la plus grande importance hygiénique et thérapeutique à l'usage des bains. Rien n'égale aujourd'hui en grandeur et en splendeur architecturale les bains édifiés par les empereurs romains et les stations minérothermales créées par eux dans leur vaste empire colonial et dont on a retrouvé partout les vestiges et les ruines.

La Cure marine n'en était pas moins appréciée des anciens et les progrès de la balnéologie moderne remettent en vogue les avantages précieux de la Thalassothérapie dont le troisième Congrès international s'ouvrit le 19 avril à Biarritz.

Le climat marin constitue un milieu spécial qui réunit toutes les conditions naturelles nécessaires et utiles au rétablissement des forces et de la santé, surtout chez les enfants lymphatiques malingres et chez certains convalescents, chez les débilités et les surmenés à constitution molle et lymphatique.

La Science moderne, grâce aux découvertes de Pasteur et aux progrès de la physique et de la chimie appliquées à la biologie, à la pathologie, à la thérapeutique et à l'hygiène publique et privée, a étendu considérablement les ressources de la *Cure marine,* dont les facteurs et les éléments multiples et variés constituent une science et un art nouveaux sous la dénomination de Talassothérapie, c'est-à-dire l'application rationnelle à l'hygiène et à la thérapeutique de toutes les ressources de la climatologie, de la balnéologie, de la physiothérapie et du séjour au bord de la mer, même du voyage à travers l'Océan.

Le littoral belge de la mer du Nord, qui s'étend de la frontière française jusqu'à la frontière hollandaise, offre une étendue de 65 kilomètres de plages de sable fin, presque sans coquillages, parsemées de cités et de villages charmants, luxueux ou pittoresques : La Panne,

Nieuport, Westende, Middelkerke, Mariakerke, Ostende, Le Coq, Wenduyne. Blankenberghe, Heyst, Duinbergen, Knocke, et séparés entre eux par des dunes et des polders qui devraient être conservés, reboisés et livrés à l'agriculture. Ces bois, ces parcs artificiels, ces colonies agricoles et sanitaires seraient une source de richesses nouvelles pour le pays et un préservatif de l'action des vents nuisibles aux convalescents, aux tuberculeux, même à la végétation. La plantation et le reboisement des dunes contribueraient à améliorer le climat du pays, et, en préservant du vent et de la poussière, permettraient la création si avantageuse à la santé et à la nation, de *Sanatoires populaires* et de *Colonies sanitaires* pour les convalescents, les lymphatiques, les scrofuleux, les enfants malingres et les *prétuberculeux* qui, par la cure marine et le séjour prolongé à la mer, échapperaient sûrement à la tuberculose qui ravage la Belgique et *surtout les ouvriers, car elle fauche chaque année plus de douze mille travailleurs de 20 à 30 ans* ; elle est par conséquent, pour le pays, une source de misère, de deuils et de ruine.

Les éléments de la *Cure marine,* si utile à toutes les classes de la société, sont nombreux et variés :

I. *L'air marin* qui agit par sa pureté, l'ozone et le chlorure de sodium dissocié dans l'atmosphère à l'état d'*ions libres, est le tonique par excellence.*

II. *La température régulière est plus douce* au bord de la mer que dans l'intérieur du pays. M. Durieux a observé, pendant plus de dix ans à Ostende, qu'il fait plus chaud en hiver et plus frais en été à Ostende qu'à Bruxelles et à l'intérieur du pays. Ce sont là des conditions très favorables aux enfants débiles et aux tuberculeux.

La chaleur relativement plus grande au littoral en

hiver s'explique par l'influence du Gulfstream et l'accumulation de son calorique par la mer qui distribue cette réserve au littoral en hiver. C'est là une raison pour la création de *sanatoires* et d'*instituts hydrothérapiques marins* à la portée de toutes les bourses et dans les principales stations du littoral, afin d'attirer les *villégiateurs* et les *curistes en toutes saisons.*

En été, s'il fait plus frais à la mer, c'est à cause de l'évaporation constante et considérable de l'eau sous l'action du vent et du soleil. Cette grande évaporation diurne est une des causes de la bonne brise du soir et du matin.

III. *Le vent en hiver prédominant à Ostende,* d'après les observations du docteur Casse, est le S.-W. Au printemps, c'est le S.-W. (mars) et le N.-E. en avril et en mai.

En été, c'est l'O. et le S.-O.

En automne, c'est le S. et le S.-O.

On voit donc combien les cures de printemps et d'automne sont favorables, à la mer du Nord.

IV. *L'humidité est moindre à la mer* relativement que dans le reste du pays.

D'après la carte pluviométrique de M. Lancaster, il tombe *par année :*

à Ostende	5oo millimètres d'eau		
à Bruxelles	7oo	»	»
à Liége	74o	»	»
à Spa	9oo	»	»
à Houfalize	112o	»	»
à Libramont	12oo	»	»

Il pleut à Ostende en moyenne	158 jours par an	
à Furnes	177	»
à Uccle (Bruxelles)	189	»

Il y a, en moyenne, par an
    à Ostende   16 jours d'orage
    à Maldeghem   25   »
    à Uccle   29   »

Il neige en moyenne par an
    19 jours à Ostende,
    27 » à Furnes,
    29 » à Uccle (Bruxelles).

L'état hygrométrique de l'air est aussi très intéressant à observer et il résulte de ces observations que l'air est moins humide à Ostende qu'à Bruxelles. En effet, l'hygromètre centigrade indique *l'humidité moyenne relative* aux diverses stations comme suit :

	à 8 h. mat.	à 13 h.	moyennes
Ostende	83.1	75.4	79.3
Maldeghem	87.4	77.0	82.2
Uccle (Bruxelles)	85.5	71.5	78.5

Mais il faut considérer *qu'à l'Observatoire d'Uccle*, l'altitude est de 100 mètres au-dessus du niveau de la mer. De mai à septembre l'humidité de l'air varie très peu à Ostende, avantage climatérique très important pour les malades poitrinaires.

V. *L'importance du sol filtrant* est grande, sous le rapport de la climatologie. Dans l'intérêt de l'hygiène et de la santé, l'État devrait empêcher la destruction des dunes, dont la plus grande partie a été sacrifiée à la spéculation.

VI. *L'ozone* (oxygène électrisé) a une grande influence sur la pureté de l'air et sur la tonicité du climat du littoral. A Ostende l'air contient beaucoup d'ozone.

VII. *Les brouillards* sont beaucoup moins fréquents au littoral. D'après M. Durieux, les jours de brouillards sont en moyenne par an : à Ostende de 43 ; à Furnes de 49 et à Uccle (Bruxelles) de 63.

VIII. *L'action du vent sur la santé* comme sur la végétation, peut être nuisible quand on y est trop et trop longtemps exposé ; le vent excite, fatigue, enlève de la vapeur d'eau et du calorique à tous les êtres vivants qui subissent son influence. De là, *l'importance de bâtir les sanatoires et les maisons de colonies sanitaires sur le versant sud des dunes et dans les polders,* et non pas au sommet des dunes, ni vers la plage. Le vent, en soulevant le sable fin de la mer, mêlé au sel, occasionne des maladies des yeux, des oreilles, du nez, même des voies respiratoires, par irritation des muqueuses et par le refroidissement subit et intense qui congestionne. Voilà aussi pourquoi le palais des thermes d'Ostende ne peut être bâti ailleurs qu'au parc Léopold.

On comprend qu'il est nécessaire de créer dans les dunes et sur la digue des abris contre le vent. Mais le vent du Nord-Ouest et du Sud-Est peuvent avoir sur l'économie une action bienfaisante suivant les constitutions et les tempéraments individuels. Voilà pourquoi l'action excitante, congestive du vent peut être très utile, quand elle est modérée et surveillée par le médecin expert, aux malades convalescents et aux lymphatiques qui ont besoin d'un coup de fouet et d'une excitation proportionnée à leur état physique. Il en est de l'utilisation du vent, comme des bains et de la douche, pour le bien-être et la santé des malades. C'est ce qui constitue l'art et la science pratique du médecin des villes balnéaires et des stations climatiques, qui sait éviter tous les écueils et tirer parti de toutes les ressources naturelles, même de la cure du vent et du soleil.

IX. *L'eau de mer* est une *eau minérale naturelle très riche* en chlorures, bromures et iodures de potassium, de sodium, de magnesium et en matières organiques (mucine, zymases, enzymes etc.) et les vagues qui mettent en mouvement les molécules de ces solutions minérales et organiques ont une action physiologique et thérapeutique générale et spéciale, à la fois stimulante, controstimulante, tonique et modificatrice du système nerveux, de la circulation sanguine et lymphatique et de la nutrition cellulaire et organique. Cette action puissante est due :

1º *A la composition chimique de l'eau de mer* (bromures, iodures et chlorures alcalins, sulfates, carbonates, etc.) sels dissous et dissociés dans l'eau et que la peau absorbe *par action électrolytique* (Dr Garrigou).

2º *A la température de l'eau de la mer du Nord*, peu variable, dont la moyenne annuelle (1895) fut à Ostende de 11º2, alors que celle de l'air était de 9º c. La température de l'eau de la mer du Nord varie de 0º à 21º. En mars elle est d'environ 7º c. ; en mai de 12º ; en juillet, août et septembre elle s'élève de 14º à 20º pour descendre à 9º en décembre. La saison des bains de mer à Ostende peut donc commencer en mars-avril pour finir en décembre. C'est là un des grands avantages de la cure marine sur le littoral belge.

L'action des bains de mer varie d'après leur durée et l'intensité des vagues. Elle peut être au gré du médecin expert et suivant le tempérament des malades, excitante, calmante, tonique, débilitante, sédative, même congestive. Il est dangereux de se baigner en travail de digestion.

3º *A son électricité.* L'eau salée est un grand accumulateur d'électricité (Dr Elevy).

4º *Au mouvement des vagues* qui fouettent tout le

corps du baigneur, en guise de douches, et provoquent des réactions toniques ou nerveuses spéciales, suivant la durée et l'intensité de la vague et l'idiosyncrasie du baigneur.

On voit par ces considérations scientifiques tout le parti que les malades pourront tirer avantageusement d'une *cure marine* dirigée par un médecin compétent et aussi quels accidents ils pourront éviter.

Le professeur Dujardin-Beaumetz de Paris a décrit l'action thérapeutique spéciale des bains et des vagues de la mer du Nord, action tonique, tempérante, stimulante et modificatrice, dont les résultats bienfaisants sont caractéristiques surtout dans la débilité, le lymphatisme, le rachitisme et la prétuberculose. Mais la science moderne a complété la *cure marine naturelle*, par des ressources balnéaires et hydrothérapiques que j'appellerai *artificielles*. Je veux parler de la *cure d'eau de mer chauffée*, dont j'ai exposé les applications et les avantages au premier Congrès international de Thalassothérapie d'Ostende, en 1895, ainsi que de l'emploi scientifique et rationnel des *étuves et des bains de sable chauffé* à diverses températures, même jusque 60° centigrades, comme à Lavey-les-Bains, et qui dans bien des affections rebelles, telles que la sciatique, l'arthrite déformante, l'ostéite, la tumeur blanche, le rhumatisme noueux et fibreux, etc, donnent des résultats des plus heureux.

La beauté de nos plages et le luxe des villas et des hôtels d'Ostende n'attirent aujourd'hui la foule des étrangers que pendant les chaleurs de l'été. *La Saison* est trop courte sur notre beau et vaste littoral. Il faut que des installations balnéaires, hydrothérapiques, kinésithérapiques spéciales attirent pendant toute l'année, et particulièrement *au printemps et à l'automne,* ces deux saisons les plus favorables à la cure marine, attirent, disons-nous, la foule des débilités, des convalescents et des malades à qui la mer rendra la force et la santé. La cure d'hiver serait même utile et salutaire à bien des personnes, si l'outillage et les installations balnéaires étaient complétées par la création de *sanatoires*, d'*hôtels-pensions* spacieux avec terrasses, abris, jardins d'hiver, d'établissements hydrothérapiques, *mécanothérapiques, physiothérapiques modèles,* bien construits au point de vue de l'hygiène et du confortable, et bien dirigés au point de vue des progrès de la science médicale moderne.

C'est de l'initiative du corps médical et de la création des établissements hydrothérapiques et balnéaires, où à la cure d'air, de sable et d'eau, il convient d'ajouter la mécanothérapie, l'électrothérapie, la photothérapie et les installations complètes de la physiothérapie scientifique moderne qui ont tant de succès à l'étranger, que dépendront la prospérité et la richesse des plages belges.

Les plages de Belgique sont les plus belles plages de l'Europe et les bains de la mer du Nord produisent des effets thérapeutiques spéciaux sur les personnes lymphatiques et anémiques. Le séjour de nos plages est précieux pour les enfants faibles et lymphatiques. Il combat très bien le rachitisme et la scrofulose. Il convient aux convalescents et aux prétuberculeux, qui en retireront le plus grand avantage, car la cure marine et le séjour prolongé au littoral sont les meilleurs préservatifs de l'anémie et de la tuberculose.

Conclusions : 1. Il résulte de ce qui précède que le littoral belge et ses stations balnéaires sont particulièrement privilégiés par la nature et se trouvent dans des conditions les plus favorables *pour attirer en toute sai-*

son les villégiateurs, les touristes et les personnes désireuses de se soigner ou de rétablir leur santé.

2. Pour compléter la cure marine, il est indispensable de créer des hôtels-pensions, *à tout prix*, avec terrasses, jardins d'hiver, salles de fêtes et de distractions, au milieu de parcs bordés de larges avenues, de boulevards animés par une circulation intense, et d'édifier non seulement des salles de théâtre, d'expositions artistiques et de fêtes, mais comme couronnement de l'œuvre, *un vaste temple d'Hippocrate*, où seraient installés tous les systèmes les plus en vogue de la physiothérapie. C'est le seul et véritable moyen de transformer nos villes maritimes en grandes et belles stations balnéaires et climatiques d'hiver et d'été, et d'y attirer par des installations modèles la foule des étrangers, qui font la fortune et la vogue des principales stations climatiques et hydrominérales de l'Europe.

3. Dans chaque station balnéaire, l'hygiène publique et privée sera organisée par une commission médicale et dirigée par un inspecteur compétent qui veilleront à l'assainissement des égouts et de la ville, dont les déjections n'iront point se déverser dans la mer, pour en infecter les eaux et communiquer les maladies infectueuses et particulièrement la fièvre typhoïde aux baigneurs. Les déjections des villes doivent être traitées par les procédés scientifiques nouveaux, et leurs résidus serviront à l'agriculture.

Le comité d'hygiène veillera aussi à la distribution d'eau saine et potable et à la désinfection régulière des logements.

4. Pour réaliser ces grands projets d'où dépendent totalement l'avenir et la prospérité des villes de notre littoral, il faudra dépenser des millions !... Mais ces millions seront productifs, *financièrement et sanitaire-*

ment au pays tout entier ; tous les pouvoirs publics sont intéressés à la prospérité de nos villes d'eaux ; tous les pouvoirs publics doivent donc y coopérer pour aider les initiatives privées, et les millions disponibles chaque année et dont la Caisse d'Épargne cherche l'emploi, ne pourraient trouver de meilleure application ni de plus sûre garantie que dans la transformation scientifique de nos stations balnéaires et climatiques(1).

Les Eaux Artésiennes et Médicinales
de la Source du Parc
et la Création d'une station hydrominérale
à Ostende.

Conférence donnée à Ostende en 1907, par le Dr JULES FÉLIX.

Depuis plusieurs années, la question vitale pour Ostende, de prolonger la saison balnéaire et de créer les éléments indispensables et l'outillage nécessaire à la cure marine en automne et au printemps, préoccupe vivement la presse, le corps médical, la municipalité et l'opinion publique,

Il est évident qu'il n'existe nulle part, sur le littoral, une station aussi luxueuse et aussi admirablement belle que la ville d'Ostende, mais il est aussi certain que la saison balnéaire et sportive, qui ne dépasse guère deux mois par année, est de trop courte durée pour compenser les dépenses et les frais journaliers

(1) Mémoire adressé au Congrès international d'Hygiène et d'Hydrologie médicale de Madrid en 1903.

qu'entraînent fatalement d'aussi merveilleuses installations.

Depuis plus de trente-cinq ans que j'étudie l'hydrologie et la climatologie médicales, j'ai pu, en visitant
les principales villes balnéaires de l'Europe, et en
étudiant sur place les facteurs de leur prospérité ou
de leur ruine, en un mot, en suivant scientifiquement
et attentivement leur évolution, j'ai pu me faire la
conviction que les stations hydrominérales et les villes
thermales doivent principalement leur prospérité
constante et progressive à la perfection de l'outillage
et des installations balnéaires, qui attirent la foule des
malades, des convalescents, des débilités et des surmenés du travail et des plaisirs et qui leur font recouvrer la vigueur, la santé et la joie de vivre.

Depuis une trentaine d'années, dans toute l'Europe,
et surtout en Suisse, en Allemagne, en France, en
Espagne, en Autriche-Hongrie, en Italie, il règne une
activité fébrile pour le développement scientifique et
pratique des villes d'eaux et des cures marines et
climatiques.

Non seulement l'activité et l'initiative privées se sont
merveilleusement réveillées, mais les pouvoirs publics,
les communes, les départements, l'État, ont largement
contribué, par des concessions, par des lois d'organisation et de protection des sources et par des subsides
énormes, au développement et à la prospérité des
stations minérales et climatiques. Après la guerre de
1870, l'Allemagne, supprimant les jeux publics, a
employé une assez grosse part des cinq milliards de
l'indemnité de guerre, pour la reconstruction et l'outillage perfectionné de ses villes d'eaux minérales qui
laissaient alors beaucoup à désirer.

La Suisse suivit l'exemple de l'Allemagne, puis

vinrent l'Autriche, la Hongrie, la France, l'Italie, même la Roumanie, ce merveilleux et riche petit État nouveau, qui ressemble à une ruche d'abeilles intelligentes et à une fourmilière active et laborieuse (1). Aujourd'hui, ces pays sont dotés de stations balnéaires et climatiques qui attirent la foule des curistes et des étrangers, qui font la fortune du pays. La Belgique seule est restée indifférente au développement de cette merveilleuse industrie, qui, tout en fournissant au pays des moissons d'or, rend à la société moderne l'énergie, la santé et le bonheur. Et cependant, quel plus beau littoral, quels plus merveilleux sites, quelles plus pittoresques cités balnéaires et climatiques que nos villes du littoral et nos stations minéro-thermales de Chaudfontaine, de Spa et d'Ostende !

Ostende possède aujourd'hui, d'après les analyses physico-chimiques faites par M. le professeur Armand Gautier, de l'Institut de France, et M. Moureu, professeur à l'École supérieure de Pharmacie de Paris, dont les travaux scientifiques sur les eaux minérales sont universellement connus et appréciés à leur haute valeur, Ostende possède une source thermo-minérale jaillissante (éruptive) dont la composition chimique et les propriétés thérapeutiques la classent parmi les eaux médicinales chlorurées sodiques, alcalines, arsenicales, lithinées, silicatées et boratées les plus efficaces et les plus remarquables de l'Europe.

La source minérale du parc d'Ostende jaillit d'un puits artésien creusé en 1858-1859 à une profondeur

(1) Il existe en Roumanie 129 localités ayant des sources d'eaux minérales, 17 stations thermales et balnéaires et 50 localités où les eaux minérales sont employées en médecine. (Voir *Richesses minérales de la Roumanie*, par A. de Richard, ingénieur des mines.)

de 3oo mètres, dans le but de donner à la ville de la bonne eau ; son débit, variable, comme cela existe dans un grand nombre d'eaux minérales ou thermales très profondes, dit Armand Gauthier, est de 120 à 160,000 litres environ par vingt-quatre heures. D'après les progrès considérables réalisés en ces dernières années dans l'art et l'outillage du creusement des puits en grandes profondeurs, il serait possible d'augmenter encore le rendement journalier de la source.

En nous basant sur l'état actuel de la source du Parc et sur les analyses faites par MM. Gauthier et Moureu, nous pouvons affirmer qu'une source naturelle, jaillissante, exempte de microbes, d'une minéralisation aussi riche au point de vue de ses propriétés physiologiques et thérapeutiques et d'un rendement journalier aussi considérable, est, pour la ville d'Ostende, une véritable bonne fortune et une source de prospérité inappréciable, parce qu'elle lui permettra de prolonger la saison pendant au moins huit mois de l'année, en créant, à côté de la grande et luxueuse ville mondaine, centre d'art, de sports et de plaisirs, *une station hydro-minérale de tout premier ordre* et d'utiliser, au profit de la ville et de la santé publique, ces riches eaux minérales naturelles et médicinales qui, depuis quarante-six ans, coulent inutilement dans l'égout.

Le remarquable rapport sur l'analyse des eaux du Parc d'Ostende, qui a coûté plus de quatre mois d'expériences et de travaux de laboratoire, et que MM. les professeurs Gautier et Moureu viennent d'adresser à la ville, confirme en tous points mes prévisions et mes espoirs sur les vertus médicinales de ces eaux, ainsi que toutes les conclusions pratiques que j'ai formulées dans la conférence que j'ai eu l'honneur de donner le 5 janvier dernier au corps médical ostendais réuni dans les salons de la direction de l'*Echo d'Ostende.*

Les analyses de l'eau du puits artésien du Parc, faites à la demande du Gouvernement en 1860 par MM. Deconinck et De Walque, membres de l'Académie des Sciences de Belgique, et celles de MM. Sobry et Goffin, faites en 1864, ont établi que ces eaux naturelles ne peuvent pas être considérées comme des *eaux alimentaires,* mais qu'elles doivent être rangées dans la classe des *eaux chlorurées sodiques et alcalines légères,* classe d'eaux minérales des plus importantes au point de vue physiologique et thérapeutique. Ces eaux sont donc des eaux médicinales potables de premier ordre.

L'analyse des eaux du Parc d'Ostende, faite récemment par MM. A. Gautier et Ch. Moureu de Paris, a confirmé, en général, les analyses anciennes au point de vue des substances minérales, à part quelques faibles différences en quantité de certains principes minéralisateurs, différences qu'il faut sans doute attribuer, moins à des erreurs d'analyse, dit Armand Gautier dans son rapport, qu'aux variations des eaux et surtout aux tentatives faites pour isoler la nappe la plus profonde.

C'est pourquoi ces messieurs s'en sont tenus à l'analyse de l'eau qui coule du puits en plein fonctionnement, puisque c'est celle-là seule qui doit être utilisée. Non seulement l'analyse faite par MM. Gautier et Moureu nous autorise à confirmer toutes nos prévisions sur les propriétés physiologiques et thérapeutiques basées sur l'étude comparative des anciennes analyses, mais la découverte par ces savants, *d'éléments chimiques jusqu'ici ignorés et insoupçonnés dans les eaux du Parc,* tels que la présence à doses appréciables, physiologiques et

en solution simultanée de substances médicamenteuses
comme l'*iode*, le *brome*, l'*arsenic*, le *bore* (très rare
dans les eaux minérales), le *lithium*, la *silice*, ainsi que
la présence des gaz libres dissous : l'*azote*, l'*oxygène*,
l'*argon*, l'*hélium*, le *néon*, classent, à mon avis, les
eaux du Parc au premier rang des eaux médicinales
naturelles chlorurées, sodiques légères, dont nous
allons passer rapidement en revue les propriétés physiologiques et thérapeutiques remarquables et variées.

Lorsqu'on étudie la synthèse des substances minérales en solution dans les eaux d'Ostende, on est frappé
de l'analogie de composition chimique de ces eaux
naturelles avec celle de la lymphe et du sérum du sang.
La physiologie et la biologie modernes ont démontré
que la plupart des phénomènes vitaux et pathologiques
sont sous la dépendance des variations physico-chimiques des milieux liquides de l'organisme et principalement de la lymphe et du sang. On comprendra
donc aisément toute l'importance et l'efficacité curative
des vices du sang et de la lymphe, ainsi que des
maladies qu'ils produisent, par la cure de cette eau
minérale naturelle administrée méthodiquement en
boisson et en bains, d'après les conseils du médecin,
les indications spéciales de chaque cas pathologique,
d'après l'observation et l'étude de chaque malade en
particulier, non seulement par rapport à sa maladie,
mais encore suivant son tempérament, sa constitution
et surtout l'idiosyncrasie, c'est-à-dire les dispositions
particulières naturelles de chaque individu et les
réactions spéciales que produiront les eaux sur son
organisme, suivant les doses et leur mode d'administration. Le public a grand tort de croire que les cures
hydro-minérales consistent en quelques formules de
traitement, applicables à tout le monde, et il ignore,

malheureusement pour lui, que le médecin ne doit pas *traiter des maladies*, mais *soigner des malades en donnant à chacun le traitement spécial qui lui convient*. C'est là le grand art et toute la science de la médecine professionnelle.

Les eaux chlorurées sodiques légères et alcalines, comme l'eau minérale d'Ostende, sont de *véritables sérums naturels*. On comprendra donc aisément *l'action modificatrice et reconstituante* de ces eaux qui, *administrées méthodiquement et scientifiquement en boisson*, régénéreront les liquides de l'organisme, élimineront les poisons organiques (microbes, toxines, ptomaïne, acide urique, etc.) qui ravagent l'économie et provoqueront une activité nouvelle de la nutrition cellulaire pour le rétablissement des forces et de la santé, par leurs propriétés dissolvantes, toniques, diurétiques et antiseptiques naturelles.

Il existe, au point de vue physico-chimique et biologique, une grande analogie entre les eaux minérales et les êtres vivants, les minéraux *(qui vivent comme nous)*, les végétaux et les animaux, y compris l'homme.

Le corps d'un homme du poids de 65 kilogrammes renferme environ 5o kilogrammes d'eau et 5 kilogrammes de matières minérales (potassium, magnesium, sodium, calcium, silicium, arsenic, phosphore, etc.). La minéralisation de cette solution minérale aqueuse, vivante et naturelle, qu'on appelle le corps humain, n'est que de *104 milligrammes par litre d'eau;* elle est de beaucoup inférieure à la minéralisation de l'eau artésienne d'Ostende, qui est de 2 gr. 77o par litre d'eau, c'est-à-dire vingt-six fois plus considérable que la solution minérale naturelle du corps humain. L'eau est le grand architecte de la nature vivante; les végétaux et les animaux en renferment 70 à 80 p. c. de leur poids.

Armand Gautier a calculé que 1,000 mètres cubes de roches porphyriques donneraient assez d'eau pour nourrir, à la dose de 48,000 litres par minute, toutes les sources thermales de la France pendant une année entière (communication de M. A. Gautier au Congrès d'hydrologie de Venise, 1905) (1).

Toutes les eaux minérales connues, même les plus légères, comme celles de Aqui, Penticosa, Plombières, Evian, Chaudfontaine, dont la minéralisation est de 130 à 480 milligrammes par litre, sont d'une composition chimique bien supérieure en quantité à celle de l'eau du corps humain. Il ne faut donc pas s'étonner de l'activité grande et de l'efficacité des eaux minérales naturelles. La science biologique moderne a démontré expérimentalement que toute l'activité cellulaire des êtres vivants dépend de la composition physico-chimique du liquide protoplasmique de leur économie dans lequel naissent, vivent, se reproduisent, se transforment et meurent les milliards de cellules qui constituent tous les êtres vivants, depuis les pierres et les roches jusqu'à l'homme. Il ne faut pas ignorer que la terre, la lune, les étoiles, le soleil, toutes les planètes et les astres, sont des mondes de cellules, vivant en harmonie collective dans l'éternel univers.

Je crois donc avoir suffisamment exposé l'importance et l'efficacité médicinales des eaux artésiennes du Parc d'Ostende qui, au point de vue physiologique et thérapeutique, peuvent être comparées, ainsi que je l'ai

(1) D'après Armand Gautier, un kilogramme de granit chauffé abandonne 7 grammes d'eau; un kilomètre cube de roche granitique donnerait 26,000,000 de tonnes d'eau minérale, débit annuel de toutes les sources minérales françaises réunies.

signalé dans ma conférence du 5 janvier dernier, aux eaux minérales naturelles des stations les plus en vogue telles que : Royat, le Boulou, Brides, la Bourboule, Chabetout, Bourbon-l'Archambault, Kovazna (Hongrie), Gastein, Toeplitz, Schonau, Saint-Yorre, Neuenahr, Vals, Montbrisson, Luxeuil, Saint-Nectaire, Pougues, Vic-sur-Cère, Bourbon-Lancy, Baden-Baden, etc., dont le rapport de MM. A. Gautier et Moureu fait ressortir l'analogie au point de vue de la composition chimique et de l'analyse qualitative, sans tenir compte des températures et de la quantité des substances minérales de ces diverses sources, et dont la réputation et les propriétés thérapeutiques sont consacrées par le temps et par l'expérience.

Plusieurs de ces stations, très en vogue, étaient déjà connues des Romains, dont rien ne peut égaler aujourd'hui, et nulle part, la grandeur et la magnificence de leurs bains publics et de leurs villes d'eaux thermales.

Le rapport de M. Gautier signale une particularité des eaux minérales d'Ostende, qui a son importance au point de vue de leurs propriétés spéciales : *Deux caractères remarquables, dit le rapport, les distinguent, par leur réunion de toutes les eaux minérales ou potables connues ; elles ne contiennent presque pas de chaux et sont très boriquées.*

Tableau des résultats analytiques.
(Extrait du rapport de A. Gautier et Ch. Moureu).

Les résultats expérimentaux qui précèdent, peuvent se traduire, sans aucune hypothèse sur la constitution de l'eau, par le tableau suivant, qui donne, en ions, positifs et négatifs, la composition de l'eau du Parc d'Ostende rapportée au litre.

Ions positifs.

Na	$1^{gr}0231$
K	0,0206
Li	0,000079
Ca	0,00443
Mg	0,00816
Fe	0,00056
Al	0,00423
AzH^4	0,00077

Ions négatifs.

Cl	$0^{gr}8095$
Br	0,000115
I	0,00012
So^4	0,36042
Po^4H	0,00051
B^4O^7	0,058
CO^3 (1)	0,5595
SiO^3	0,0132
AsO^4H	0,0000185
AzO^3	trace
AzO^2	trace

Si l'on tient compte que l'on a affaire à une eau essentiellement salée et alcaline, on est amené à attribuer au sodium, qui est le principal élément électropositif, et à son satellite le potassium, l'élément négatif prépondérant, c'est-à-dire le chlore ; si l'on sature ensuite le reste des ions positifs et négatifs les uns par les autres, on arrive à la constitution suivante la plus probable pour l'eau que nous avons analysée :

(1) Nous ne faisons figurer, dans ce tableau, que les ions CO^3 qui, dans le résidu fixe à 170 degrés, se retrouvent sous forme de carbonates neutres.

	Par litre
Chlorure de sodium NaCl	1^g3011
Chlorure de potassium KCl	0,0392
Chlorure de Lithium LiCl	0,00048
Carbonate de soude Co^3Na^2 (1)	0,8110
Carbonate ferreux Co^3Fe	0,0011
Borate de soude $B^4Na^3O^7 + 2H^2O$ (2)	0,0885
Phosphate de soude Po^4Na^2H	0,000843
Sulfate de soude So^4Na^2	0,4357
Arséniate ne soude AsO^4Na^2H	0,0000248
Sulfate de chaux So^4Ca	0,0150
Sulfate de magnésie So^4Mg	0,0408
Sulfate d'alumine $(So^4)3Al^2$	0,0269
Silice SiO^2	0,0120
Acide azotique, acide azoteux, ammoniaque, etc.	traces
	$2^g7726478$

Si l'on tient compte de la totalité de l'acide carbonique contenu dans l'eau d'Ostende, on trouve que les carbonates qui l'alcalinisent, sont composés de :

	Par litre
Carbonate neutre de soude Co^3Na^2	0^g446
Bicarbonate de soude Co^3Na^4H	0,578

Gaz libres dissous

Azote	$17^{cc},95$
Oxygène	1 79
Argon	0 388
Hélium+Néon	0 0194

(1) On remarquera que la quantité de carbonate de soude ainsi calculée correspond exactement à celle qui résulte de la détermination directe de l'alcalinité de l'eau après ébullition pour décomposer les bicarbonates. (Voir p. 9.)

(2) Cette formule répond à la composition du borate sodique qui, d'après nos expériences, demeure comme résidu quand on dessèche le borax ordinaire $B_4Na_2o_7 + 10 H_2o$ à 17 degrés. L'eau d'Ostende renferme une quantité de borate à 10 molécules d'eau $B_4Na_2 O_7 + 10 H_2o$ égale à 0 gr. 1494 par litre.

La présence simultanée, dans les eaux du Parc d'Ostende, de l'iode, du brome, de l'arsenic, du bore, du carbonate de soude, de l'ammoniaque, etc., et l'absence presque complète de sel de chaux indique une origine profonde, et peut-être éruptive, de ces eaux.

« *Les eaux d'Ostende sont presque entièrement dépourvues de chaux et richement boriquées*. On peut citer des eaux ne contenant presque pas de chaux, telles que celles de Saint-Martial, près Limoges ; ou de la Chateline ; celles de Gastein ; certaines sources de Vals ; on peut citer une eau borique, celle de Soutzmatt en Alsace ; *mais on n'en connaît aucune qui possède à la fois ces deux caractères d'être plus boriquée que l'eau de Soultzmatt est presque exempte de chaux.*

« *Il s'ensuit que l'eau du Parc d'Ostende ne saurait être comparée d'une manière absolue à aucune autre eau minérale ou potable connue.*

« Au point de vue de leur composition, les eaux qui s'en rapprochent, sont les eaux froides de Soulzmatt pour leur richesse en borate, et celles de Selters, qui sont alcalines et chlorurées faibles à peu près dans les mêmes proportions que celles d'Ostende, mais non boratées. Viennent ensuite, en négligeant les températures, les eaux d'Ems, de Saint-Nectaire, du Mont-Dore, de Carlsbad ; celles de Château-Neuf et de Royat (Auvergne) ; quelques eaux du Caucase et d'autres encore, toutes chlorurées alcalines faibles. »

Je me permettrai de faire remarquer ici l'importante concordance qui existe entre la comparaison des eaux minérales d'Ostende et un grand nombre d'autres eaux naturelles au point de vue chimique et la comparaison au point de vue des propriétés physiologiques et thérapeutiques que j'ai établie dans ma première conférence. M. Gautier et moi, nous avons cité les mêmes sources

minérales du Parc d'Ostende au point de vue chimique
et médicinal. Mais l'analyse nouvelle des eaux du Parc
a révélé la présence de l'iode, de l'arsenic, de la lithine,
du bore et des silicates alcalins, qui en font des eaux
reconstituantes, modificatrices, antirhumatismales, dont
l'action thérapeutique est précieuse dans un grand
nombre de maladies qui dépendent de l'anémie pernicieuse, des fièvres paludéennes, tropicales, de la dyspepsie et de la diathèse urique. L'eau d'Ostende sera
donc la boisson favorite et la plus utile aux diabétiques,
aux néphrétiques, aux dyspeptiques atteints de neuro-
arthritisme ; elle sera parfaitement indiquée, *prise à
jeun*, à doses répétées plusieurs fois et à l'intervalle de
quinze à vingt minutes par verres de 100 à 200 gram.,
et d'après les indications du médecin, aux dilatés de
l'estomac et de l'intestin et à doses laxatives aux obèses,
à la condition de faire une cure prolongée, souvent
répétée et de s'astreindre à un régime alimentaire
rationnel.

L'eau minérale d'Ostende est diurétique et dépura-
tive ; elle dissout l'acide urique.

Si la cure hydro-minérale d'Ostende est grandement
utile aux convalescents, aux débilités, aux graveleux,
aux lymphatico-nerveux, elle ne peut être favorable ni
utile aux scrofuleux et aux rachitiques, à cause de
l'absence presque totale de chaux, ni aux tuberculeux,
à qui l'air et le séjour des villes sont toujours nuisibles
et dont la guérison exige le séjour en pleine campagne,
dans les polders verdoyants, dans les sapinières, dans
les dunes, à l'abri des vents et de la poussière.

L'eau minérale naturelle d'Ostende est une eau très
pure, exempte de microbes pathogènes, transportable
au loin et de longue conservation par un bouchage et
un embouteillage perfectionnés. La grande quantité

des gaz, *l'azote et l'oxygène dissous*, qu'elle renferme, en fait à la fois une boisson sédative et tonique. L'absorption de l'oxygène dissout dans l'eau, réveille les forces vitales et active, comme le grand air, les phénomènes de la nutrition.

L'eau d'Ostende exportée, c'est pourrait-on dire, *la cure d'air mise en bouteilles*.

D'après les expériences de Pasteur, le bore (l'acide borique et les borates alcalins) et les silicates sont des antifermentescibles, des dissolvants de l'acide urique, des antiseptiques, dont la présence dans les eaux d'Ostende les rend précieuses dans la gravelle urique et dans les maladies des organes génito-urinaires. L'association de l'iode, de l'arsenic et du brome en solution simultanée et à l'état d'ionisation (colloïdal) vient encore augmenter leurs propriétés médicinales, d'après les remarquables travaux du professeur Albert Robin de Paris sur les ferments métalliques en thérapeutique.

Les eaux minérales d'Ostende sont donc classées parmi les eaux les plus remarquables et les plus utiles pour la cure thermale.

La ville d'Ostende a le plus grand intérêt à créer une station hydrominérale de premier ordre et un Palais des Thermes moderne, en rapport, par son importance et sa beauté, avec les splendeurs de son Kursaal et de ses installations luxueuses, artistiques et sportives.

Mais la création de cet outillage balnéaire perfectionné demande des études scientifiques sérieuses, où la compétence réunie du médecin-hydrologue, de l'hygiéniste, de l'ingénieur, de l'architecte, de l'administrateur et du financier est indispensable pour établir un plan parfait et pour créer, sans tergiversations, sans erreurs grossières et sans mécomptes, une œuvre magni-

fique, utile et prospère, qui fera la fortune et l'honneur
de la ville d'Ostende, de la Société qui en fera l'entreprise et même du pays.

Nous avons grand tort, en Belgique, d'ignorer ou de
méconnaître que les stations thermales et climatiques
bien outillées et scientifiquement aménagées sont une
exploitation des plus lucratives, qui, directement et
indirectement, enrichit non seulement la ville, mais le
pays tout entier. Quelles richesses n'apportent-ils pas
à la Suisse, à la France et à l'Allemagne, les centaines
de mille étrangers qui vont y faire la cure chaque
année ? Vichy avec 85,000 étrangers (1) et les 200,000
voyageurs qui y passent chaque année ; la Suisse qui
est aujourd'hui l'hôtellerie centrale du monde ; Wiesbaden, où séjournent chaque année *130,000* étrangers
et baigneurs ; Carlsbad, avec ses 60,000 *curistes !*
Nauheim, grâce à ses eaux chlorurées sodiques, est
devenue une des stations de cure les plus prospères ;
en 1872, Nauheim comptait à peine 4,000 baigneurs,
en 1902, le nombre d'étrangers, qui font la cure sérieu-
sement, est de 23,200, prenant 320,000 bains en *une*
saison de *quatre mois.*

Les cures d'eau et d'air font vivre et prospérer tout
le monde, tous les commerces, toutes les industries et
tous les métiers : denrées alimentaires, mobilier, vête-
ment, articles de luxe, de nécessité et de fantaisie ;
hôtels, villas garnies ; trafic des marchandises, des
chemins de fer, des tramways, des voitures, des automobiles ; et l'industrie et l'exportation des eaux minérales ; l'embouteillage, le bouchage, la fabrication des
bouteilles, des étiquettes, des bouchons, des paillons,

(1) Le nombre des baigneurs à Vichy en 1910 a été de 110,000 ;
à Nauheim, en 1910, il a dépassé 30,000 baigneurs qui y ont pris
420,000 bains.

des caisses d'emballage, etc. Tout, dans une ville thermale, donne une activité nouvelle, industrielle, commerciale et une prospérité extraordinaire, qui retentissent sur le pays tout entier. La Compagnie de Vichy, dont les eaux et les bains sont propriétés de l'État, exporte à elle seule, chaque année, plus de 14 millions de bouteilles.

Vittel exporte 9 millions de bouteilles d'eau naturelle par an et Saint-Galmier 20 millions de bouteilles. La France exporte chaque année plus de 75 millions de bouteilles d'eaux minérales ! La Société hongroise d'Hunyady Janos exporte par an 17 millions de bouteilles d'eau purgative naturelle.

Le climat du littoral belge est très favorable à la santé. Les observations météorologiques, faites depuis de longues années, établissent qu'il fait plus doux et plus chaud à Ostende qu'à Bruxelles. Il y a une différence de plusieurs degrés de température, grâce à l'influence du *Gulf-Stream*, le grand fleuve d'eau bouillante qui réchauffe notre littoral. La moyenne d'eau tombée (pluie) à Ostende n'est que de 500 millimètres par an, tandis qu'elle est à Bruxelles de 700 millimètres et dans le Luxembourg de 1200. Il y a par année à Ostende, en moyenne, 56 jours de gelée et à Bruxelles 76 jours. La température d'Ostende en hiver est d'*un degré deux dixièmes* (1°,2) supérieure à celle de Bruxelles. Il y a à Ostende, par an, 19 jours de neige et 29 jours à Bruxelles, où l'on constate en moyenne 29 jours de brouillards, tandis qu'il n'y en a que 16 à Ostende. Le printemps et l'automne sont très doux à Ostende, grâce aux vents S.-O.

La saison thermale d'Ostende attirera pendant huit mois de l'année (d'avril à novembre, la *foule des baigneurs et des curistes*, si tous les habitants de la ville unissent leurs efforts et travaillent intelligemment et collectivement à favoriser la création de toutes les installations et de l'outillage perfectionné, indispensables à une ville thermale de premier ordre, car, pour faire petit et mesquin, pour commencer par des essais timides et incomplets, il vaut beaucoup mieux ne rien faire du tout ; ce serait courir fatalement à un fiasco, au ridicule et à la ruine !

L'hygiène publique et privée doit être observée partout avec rigueur et principalement pour ce qui concerne les habitations, l'ameublement, l'eau alimentaire, la désinfection régulière, par le formol, des literies, des logements et des hôtels.

L'inspection du service sanitaire veillera à l'observation rigoureuse des règlements de la ville sur l'hygiène publique et privée, à la propreté, à l'assainissement de la voirie et des égouts, à l'incinération des boues des rues et à la désinfection des eaux polluées et résiduaires de la ville. A Kissingen, charmante ville thermale allemande, très fréquentée pour ses eaux minérales chlorurées sodiques, il existe sur la place un joli chalet, ouvert à tout le monde et dans lequel des affiches invitent le public à descendre l'escalier pour visiter les égouts de la ville. C'est une réclame qui a son importance et son originalité.

On ne saurait mieux comparer une ville thermale qu'à une ruche d'abeilles laborieuses et intelligentes, dont Maeterlinck a si bien décrit la vie et les mœurs. Tout, dans une station hydrominérale, doit contribuer à rendre le séjour agréable en *toutes saisons* aux malades, à retenir le plus longtemps possible les étrangers et à procurer aux personnes qui font la cure, les distractions et le confortable de la vie, qui leur permettent de suivre leur traitement à l'abri des intempéries des plus mauvais jours. Le curiste doit pouvoir boire à l'aise son eau minérale, en se promenant agréablement ou en se reposant, à l'abri du mauvais temps, dans de belles galeries bien décorées, bien aérées, bien chauffées en hiver, ayant vue sur le parc, et conduisant à des salons de lecture, de conversation, au fumoir et au restaurant, dont l'ensemble doit constituer un vaste et magnifique édifice moderne, faisant face et pendant au splendide Kursaal d'Ostende.

Dans le voisinage, après avoir dégagé la nouvelle Poste et abattu toutes les constructions qui déparent et les vieux bâtiments qui infectent le quartier, on devrait construire sur un vaste terrain et au milieu de jardins délicieux, un *grand Palais des Thermes pour la cure thermale et thalassothérapie*. Ce palais aurait façade sur plusieurs larges rues, de façon à donner un accès facile à tous les services des installations balnéaires (hydrothérapie, thalassothérapie, électrothérapie, kynésithérapie, bains de sable, d'eau de mer chauffée, etc.), et une entrée particulière aux bains de première et de deuxième classe. Dans une ville thermale de premier ordre, il faut, pour qu'elle puisse prospérer toujours, *favoriser la cure aux personnes de toutes conditions de fortune* et n'attacher qu'une importance secondaire, *accessoire*, à tous les autres modes de traitement. Ce palais doit être dans un grand parc et abrité du vent.

Une station thermale et climatique doit principalement avant tout donner aux malades, au point de vue thérapique, tout ce que son climat et ses eaux peuvent donner. Je connais des villes d'eaux minérales où l'importance trop grande attribuée à la mécanothérapie, à l'électrothérapie, à la physiothérapie et à l'institution de services de chirurgie et d'opérations spéciales et gynécologiques, a nui considérablement à la vogue et à la réputation des eaux.

Il ne pouvait en être autrement : *chaque source thermale a ses propriétés médicinales particulières ; le public va aux eaux minérales exclusivement pour en jouir et bénéficier avant tout de la cure hydro-minérale.* Si cette cure n'est pas le but principal, les malades perdent confiance dans la valeur thérapeutique des eaux et de la station et n'y retournent plus, parce qu'ils préfèrent se faire masser, électriser et surtout opérer chez eux, et ils ont raison.

Le Palais des Thermes doit avoir pour but principal de mettre à la portée des malades de toutes conditions, la valeur et les propriétés hygiéniques, physiologiques et thérapeutiques spéciales des eaux minérales, et c'est aux médecins à en bien déterminer les indications, les contre-indications et les applications spéciales à chaque malade (1).

« En matière de médication hydro-minérale, dit le professeur Landouzy, la manière de donner vaut souvent autant que ce que l'on donne. » Il ne faut jamais oublier qu'en médecine et en chirurgie, il faut être progressiste toujours, radical quelquefois et, le plus souvent possible, conservateur.

Les Romains étaient maîtres en balnéothérapie et ils en connaissaient pratiquement tous les bienfaits et les avantages hygiéniques, économiques et sociaux, tant au point de vue de la santé et de la vigueur individuelle, que de la race humaine. A Rome, au IIIe siècle

(1) L'eau de mer est une eau minérale naturelle d'une richesse et d'une variété thérapeutique extraordinaires, quand le médecin hyodrologue sait bien s'en servir et possède l'outillage balnéaire indispensable.

avant Jésus-Christ, l'empereur Agrippa fit construire les Thermes du Panthéon, qui occupaient *trente-six mille mètres carrés. Les Thermes de Caracalla couvraient une étendue de plus de vingt hectares !* Partout, sur leur passage de conquérants et de colonisateurs, les Romains ont créé, surtout dans l'ancienne Gaule si riche en sources thermales, des bains publics même pour leurs armées ; des sudatoriums, des établissements hydrothérapiques, véritables monuments d'architecture, dont les ruines, à Bourdon-Lancy, à Nimes, à Néris, à Royat, à Vichy, au Mont-Dore, en Algérie, à Tongres (Belgique) et ailleurs, attestent la grandeur et la beauté d'autrefois.

Je termine, Mesdames et Messieurs, en vous remerciant de votre bienveillante attention et en rappelant la parole de Gambetta : « Travaillons ! » Travaillons à créer à Ostende une station thermale grandiose, digne de la Reine des Plages, et faisons comme les Romains !

Spa-Moderne.

Le Cercle artistique, littéraire et scientifique de Spa est heureux et fier de publier, sous ses auspices, le remarquable rapport qui suit, de M. le Dr Félix, professeur à l'Université Nouvelle de Bruxelles.

La Commission remercie profondément et félicite chaleureusement le distingué praticien de son admirable attachement et de son inlassable zèle, pour l'essor de Spa, ville d'eaux.

Spa, 5 avril 1903.

LA COMMISSION :

Le secrétaire,   *Le président,*
A. RENARD.   LÉOP. HAULT.

Le vice-président,
JEAN HENRARD.

Les membres : VICTOR RENSON, MICHEL HANRION, AMÉDÉE MASSARDO, JOSEPH ALLIGANS.

**Eaux minérales ferrugineuses, bicarbonatées froides,
les plus riches de l'Europe.**

Grand établissement hydrothérapique.
Bains carbo-gazeux. Bains de boues ferrugineuses.
Situation hygiénique de premier ordre.
Altitude moyenne de 35o mètres.

Indications : *Chlorose, anémie, affections nerveuses, surmenage, rhumatisme et goutte chronique,
affections utero-ovariques.*

Le 5 février 1903.

A Messieurs les Président et Membres du Comité
du *Cercle artistique et littéraire de Spa.*

Messieurs,

J'ai l'honneur de vous accuser réception de votre
aimable lettre-circulaire et du rapport sur les études de
votre cercle pour la transformation de la belle ville
balnéaire de Spa. Je vous prie, Messieurs, d'agréer
mes remercîments et mes félicitations pour le zèle,
l'activité et l'intelligence avec lesquels vous poursuivez
la grande œuvre de la résurrection de la prospérité
antique de Spa-Thermal qui, d'après ce que j'ai vu
ailleurs et d'après ses sites, sa situation géographique
européenne centrale, son climat et surtout *la variété
de l'efficacité thérapeutique de ses sources minérales,
ferrugineuses, alcalines, gazeuses et silicatées,* doit
devenir, si l'on veut *voir et faire grand à Spa,* la plus
riche et la plus fréquentée des stations minérales du
monde. J'ai eu l'occasion, en 1871 surtout, pendant
une cure de trois mois que je fis à Spa, pour me guérir

des suites fâcheuses d'une diphtérie contractée dans l'exercice de ma profession, *de constater la diversité* et *l'importance des propriétés médicinales des différentes sources minérales*, et j'ai la conviction que les revenus considérables de l'emploi éclectique des eaux et de la création d'installations balnéaires, d'hôtels-pensions, de sanatoires et d'instituts médicaux ; de maisons d'instruction et d'éducation sanitaires pour enfants des deux sexes anémiques et débilités ; de logements et de *colonies sanitaires à la portée de toutes les bourses*, pour les petits bourgeois, les employés, les fonctionnaires et tous les travailleurs du corps et du cerveau, peuvent être réalisés à Spa plus aisément et plus sûrement que partout ailleurs.

Permettez-moi, Messieurs, puisque je m'intéresse depuis plus de trente ans (dans l'intérêt de votre ville, de mon pays et de l'humanité) *à la prospérité vraie et à la grandeur de Spa-Thermal*, de vous exposer mes vues personnelles à ce sujet, basées sur mes voyages, mes études d'hydrologie et de climatologie médicales et le développement rapide et la richesse extraordinaire des grandes stations balnéaires de l'Europe, dont un grand nombre, je dois l'avouer, n'avaient point la situation géographique privilégiée, les communications internationales aussi faciles, la richesse, l'abondance et la variété thérapeutiques des sources minérales dont la nature a comblé notre « *Perle des Ardennes* ».

Si les jeux ont tué la prospérité de Spa, ils n'ont pu anéantir la réputation médicatrice séculaire de ses eaux merveilleuses, ni extraire l'*or* de santé, de bonheur, de richesses et de joies, que peut faire jaillir de ses sources la fée généreuse et toute-puissante de la science et du progrès.

Pour mener au succès certain cette grande œuvre de

la prospérité de Spa, il faut préparer dès aujourd'hui *les grandes lignes de son développement rationnel, successif et inévitable ;* car Spa est la station minérale ferrugineuse la plus riche en sources variées et abondantes ; sa réputation ancienne est faite et n'a qu'à s'étendre dans le monde entier, où les anémiés, les nerveux, les chlorotiques, les surmenés, les neurasthéniques fourmillent et afflueraient à Spa, si cette ville possédait des installations, des hôtels, des logements, des voies de communication en rapport avec les progrès et l'hygiène modernes, et si les habitants travaillaient à acquérir par des voyages à l'étranger et par l'expérience des hommes et des choses, à acquérir *cet art si difficile et si important* (que les Suisses surtout possèdent admirablement), de rendre le séjour des étrangers, des familles, et la cure des malades et des surmenés, aussi confortables qu'agréables et bienfaisants.

J'attire donc tout particulièrement l'attention des Spadois et des pouvoirs publics sur différents points indispensables à l'exploitation rationnelle et lucrative *d'une ville d'eaux* telle que Spa.

1. L'utilisation scientifique des sources, l'outillage des établissements balnéaires, la construction d'un Casino pour les baigneurs, d'un théâtre ; l'organisation des sports et des distractions ; l'entretien des rues, des promenades, tout cela entraine à des dépenses si considérables, qu'il serait aussi imprudent que ruineux pour la ville et pour ses habitants, d'entreprendre ces coûteuses transformations, si l'on n'assure pas le développement de la ville, de ses rues, de ses hôtels et de ses logements, au point de transformer en quelques années Spa en une ville de *vingt à trente mille habitants* et capable *de loger chaque année de vingt à*

*cinquante mille étrangers, curistes, touristes et villé-
giateurs.*

Ne croyez pas, Messieurs, à l'exagération de mes
idées ; cela est fatalement vrai ; et n'oubliez pas *qu'il
serait ruineux* de bien outiller Spa et d'en faire une
grande et belle station balnéraire, sans un plan général
qui la transformerait *bientôt en une grande ville et lui
assurerait dans un avenir prochain une grande augmentation de population regnicole.*

L'histoire du développement rapide, successif, extraordinaire des principales stations hydrominérales et
climatiques de l'Europe prouve la réalité de mes opi-
nions et établit à l'évidence que ce qu'on a fait ailleurs
dans les villes d'eaux pour leur prospérité peut se faire
facilement et réussir certainement à Chaudfontaine et
à Spa, dont les eaux médicinales naturelles ont une
réputation séculaire et universelle.

On lira avec intérêt la statistique du développement
des villes d'eaux étrangères depuis la suppression des
jeux, et leur transformation scientifique et grandiose.

Vichy. — Les bains de Vichy et ses sources sont la
propriété de l'État français, qui les loue à une Compagnie fermière. Celle-ci a pu prolonger son bail de
trente ans, mais à la condition de faire de très grandes
transformations et améliorations. Depuis trois ans la
Compagnie fermière a fait pour plus de dix millions de
travaux à Vichy, dont l'État remboursera la moitié.
Aussi la prospérité de cette ville d'eaux va sans cesse
croissant :

En 1831 Vichy recevait 987 baigneurs.

En 1852 » » 6823 »

année où la Compagnie actuelle devint fermière de
l'État.

Le progrès fut alors considérable grâce aux nouvelles

et constantes améliorations des établissements balnéaires :

En 1862 Vichy reçoit 17,401 baigneurs.

En 1872 » » 25,524 »

En 1882 » » 42,702 »

En 1892 » » 61,292 »

La Compagnie fermière renouvela son bail à la condition de faire pour dix millions de constructions
balnéaires et hydrothérapiques nouvelles avec casino,
théâtre, buvettes, parc, galeries, etc.

Depuis ces nouvelles installations, le nombre des
baigneurs augmente prodigieusement :

Il était en 1892 de 61,292 ;

Il est en 1899 de 72,000 ;

Il est en 1900 de 81,000;

Il est en 1910 de 110,000 baigneurs, après la reconstruction complète des bains.

La cure à Vichy est de 25 à 30 jours ; mais en calcu-
lant seulement une moyenne de 20 jours par personne
avec une dépense totale de 15 francs par jour, Vichy
voit arriver chaque année une aubaine de 24,300,000
francs que lui rapportent les étrangers.

Plus de deux cent mille voyageurs passent à Vichy
par an ; quelle fortune pour les chemins de fer !

Mais si l'on tient compte de la situation de fortune
des étrangers qui font la cure à Vichy, il est certain que
la saison vaut à Vichy une entrée de fonds qui dépasse
cinquante millions !

Wiesbaden. — La ville prussienne de Wiesbaden,
dont les eaux chlorurées sodiques et thermales étaient
connues des Romains pour leurs propriétés antirhumatismales, ne comptait en 1820 que 5516 habitants.
Les vertus de ses eaux minéro-thermales furent de plus
en plus appréciées dans le pays et insensiblement leur

réputation s'accrût au loin : en 1830 Wiesbaden comptait 8,050 habitants, en 1850, 14,000 environ, et en 1860 18,804 habitants.

Après la suppression des jeux dans toutes les villes d'Allemagne (1872-1873), l'administration municipale aidée par le gouvernement impérial fit de très grands travaux de transformation, et bientôt la petite ville de Wiesbaden, grâce au développement de ses établissements balnéaires, devint une des plus belles et des plus grandes villes de l'Allemagne. Les malades y affluent de plus en plus chaque année, et le nombre des *curistes* augmente autant que celui des habitants. Wiesbaden est de toutes les villes d'eaux thermales, celles dont le développement et la prospérité furent le plus rapides et le plus grandioses.

Voici la statistique officielle, depuis la suppression des jeux :

Années	Habitants
1870	34,106
1880	50,238
1890	64,670
1899	82,062
1900	86,111
1910	210,000

Étrangers et baigneurs :

1870	34,160
1880	72,531
1892	101,972
1893	102,601
1894	106,908
1895	108,685
1896	106,511

Années

1897	116,080
1898	118,995
1899	123,192
1900	136,011
1901	131,521

La grande affluence des étrangers à Wiesbaden date donc de la suppression des jeux (1873).

Depuis l'installation des tramways, l'augmentation du nombre des étrangers s'est encore accrue en quelques années de plus de 30,000 !

Neuenahr. — L'origine comme station balnéaire, de la petite ville de Neuenahr, car elle ne compte que 3,000 habitants, date de 1859 ; son développement fut régulier et rapide, comme on pourra en juger par la statistique suivante des baigneurs que nous trouvons dans une chronique de M. le Docteur Schaltin.

1859	200
1860	506
1870	597
1880	1,505
1890	6,534
1900	14,121
1902	16,152

Ce dernier chiffre comprend 10,247 personnes faisant la cure et 5,905 passants.

Nauheim. — Nauheim est à la tête des villes qui, depuis la suppression des jeux, ont pris courageusement le parti de baser leur développement et leur prospérité sur l'exploitation de leurs richesses naturelles.

La statistique publiée par le gouvernement grand-ducal, aujourd'hui propriétaire de toutes les installations, montre l'augmentation graduelle du nombre des curistes.

Alors qu'en 1872 leur nombre est de 3,921, en 1891 il est de 9,244 avec 120,261 bains, en 1895 il est de 14,136 avec 186,555 bains, en 1899 de 22,256 avec 304,472 bains, et en 1902, de 23,200 non compris les passants, avec 320,000 bains, soit une augmentation, en 11 ans, de près de 14,000 curistes et d'environ 200,000 bains.   (Dr H. SCHALTIN.)

II. Dans toutes les villes d'eaux minérales importantes, *la population regnicole* s'est augmentée rapidement et progressivement, en raison directe : 1° de la facilité des voies de communications nationales et internationales ; 2° du tracé des rues larges, des boulevards et des avenues conduisant aux bains, aux diverses sources et buvettes, au théâtre, au casino, aux promenades et aux parcs publics et privés, où les *villégiateurs* et les *curistes* trouvent agréablement et confortablement le repos, les distractions, les jeux sportiques et les plaisirs nécessaires, indispensables à l'hygiène et à l'agrément d'une cure thermale et climatique.

Ce sont là les conditions premières à réaliser et qui ont fait de simples bourgades ou de petits villages, même misérables, des villes populeuses et grandioses, telles que Vichy, Carlsbad, Wiesbaden, Aix-la-Chapelle, Baden-Baden, Ragatz, Luchon, La Bourboule, Buda-Pest, et tant d'autres.

Dans notre siècle d'activité intensive, le développement des villes est fatalement lié aux moyens rapides. faciles et populaires de locomotion. Rien n'est plus vrai aujourd'hui que cette parole de Bichat : « *Le mouvement, c'est la vie !* » et l'on peut ajouter que le mouvement c'est la richesse, la puissance et la prospérité des villes.

Voyez combien les tramways ont transformé les villes ; la population exotique qu'ils y ont attirée ; les plus-values des terrains, des propriétés, la grandeur et la beauté des rues et des monuments dont ils sont la cause immédiate et incessante ; et cela est général et fatal pour toutes les cités grandes et petites qui ont compris l'importance des *tramways*, ces grands transformateurs des *villes tentaculaires*.

Voyez combien nos grandes villes belges se sont transformées et agrandies depuis la création des tramways électriques ; et n'allez pas croire, Messieurs les Spadois, que lorsque vous aurez réuni vos huit fontaines minérales (de propriétés médicinales différentes et très actives) à la ville par de larges avenues ; lorsque l'État, qui vous *doit bien cela en toute justice pour les millions que les jeux lui ont rapportés pendant tant d'années*, vous aura remplacé la ligne ferrée actuelle par un large boulevard, en détournant et en éloignant la gare monumentale à créer au fond d'une grande place dominant la ville, ne croyez pas que l'industrie des voitures périclitera ; au contraire, elle sera plus prospère que jamais : c'est ce qui arrive dans toutes les grandes villes, où la population augmente d'une façon aussi rapide qu'étonnante.

Je pourrais vous citer à cet égard toutes les grandes villes du monde entier ; je me contenterai de vous dire ce qui s'est passé à Bruxelles depuis 1875.

En 1875, l'agglomération de Bruxelles et de ses faubourgs comptait en tout 375,223 habitants ; soit 188,000 habitants pour la ville et 187,223 habitants pour les faubourgs.

En 1903, l'agglomération bruxelloise compte avec la ville et les faubourgs 562,893 habitants : c'est-à-dire *en 28 ans*, une augmentation de *187,670 habitants*.

Mais un fait important, c'est que la ville de Bruxelles, enserrée par les faubourgs, n'a pu se développer comme eux, et il en est résulté que les *petits villages* de Saint-Gilles, de Laeken, d'Anderlecht, etc., sont aujourd'hui de belles et grandes villes, formant une agglomération de *375,748 habitants*; que la population *de la ville de Bruxelles*, en ces 28 dernières années, *a diminué de 855 habitants*, puisqu'au 1er janvier 1903, elle ne compte plus que 187,145 habitants ; tandis que les huit communes-faubourgs de la capitale, Anderlecht, Etterbeek, Ixelles, Laeken, Molenbeek-Saint-Jean, Schaerbeek, Saint-Gilles et Saint-Josse-ten-Noode ont ensemble aujourd'hui une population globale de *375,478 habitants, soit une augmentation de 188,255 habitants en 28 années.*

Cette transformation et cette augmentation de population des faubourgs ne font que progresser, d'année en année, surtout depuis l'établissement de nombreuses lignes de tramways électriques et la création, par l'initiative du Roi, des belles avenues et des grands boulevards de ceinture. Toutes les communes suburbaines sont dotées de grands services publics ; le commerce et l'industrie, y compris l'industrie du louage de voitures, qui n'existait pas autrefois, s'y sont développés d'une façon aussi considérable qu'étonnante.

Il en est de même de tous les grands centres d'attractions commerciale, industrielle, artistique, scientifique. Mais je ne connais point de centre *plus attractif, plus tentaculaire*, que la ville de Spa, dont la variété, la réputation et l'abondance de ses sources minérales ferro-gazeuses et silicatées, peuvent attirer, en quelques années, par des projets grandioses et bien compris, une population regnicole considérable, nécessaire et indispensable pour gagner et conserver une clientèle aussi fidèle que de plus en plus nombreuse, *de baigneurs et de villégiateurs* de tous les pays du monde et de toutes les classes de la société.

III. J'entends encore, comme on me l'a dit si souvent, me répéter qu'un pareil projet est une utopie parce qu'il coûterait trop d'argent !... Que la ville de Spa est déjà trop endettée ou trop pauvre !... Que le gouvernement ne peut pas détourner le chemin de fer et changer la gare, parce que cela *coûterait trop de millions* !... Je réponds qu'on peut en toute confiance faire des emprunts, quelques considérables soient-ils, lorsqu'ils servent à des installations et des travaux qui sont sûrs d'un bon rapport. N'est-ce pas le cas pour la ville de Spa qui, devenant une ville populeuse, attirant des milliers de malades et d'étrangers, chaque année, par les vertus de ses sources minérales incomparables, la beauté et la bonté de son climat, attirant une *population regnicole* importante et nécessaire, verra se créer des ressources incalculables, sans compter le nombre de voyageurs, de passagers, de touristes, la plus-value des propriétés, le développement du commerce et des petites industries indispensables à une grande ville thermale et à une ville provinciale de premier ordre.

Quant au gouvernement, à l'*État belge*, pourquoi hésiterait-il à transformer, comme je l'indique sommairement, la ville de Spa en détournant cette horrible rampe de la ligne de chemin de fer et en créant une belle gare monumentale, ce qui sera indispensable, pour le service des voyageurs et surtout pour le développement de la ville dans ce magnifique quartier des villas, développement aujourd'hui entravé et arrêté par les rues étroites, les passages à niveau du chemin de fer et l'impossibilité de créer des voies larges et belles reliant la ville au Marteau, etc., avec la ligne actuelle du chemin de fer.

Comment peut-on espérer le grand développement de Spa sans la création d'un grand boulevard circulaire reliant le Marteau à la ville et au boulevard des Anglais, en lieu et place de la ligne du chemin de fer actuelle?

Pourquoi l'Etat hésiterait-il, quand il est certain de regagner par la plus-value des terrains qui lui appartiennent, par le rapport des constructions nouvelles, impôts, contributions, etc., et surtout par la foule des voyageurs qui à la belle saison, les dimanches et les jours de fêtes, viendraient à Spa en pèlerinage de plaisirs et d'agrement, tout comme vont à *Mont-Aigu les cent mille pèlerins* qui chaque année rapportent au chemin de fer des sommes immenses, et à la commune la prospérité et la richesse?

Nous pourrions aussi demander pourquoi l'État belge et son gouvernement qui n'a point hésité et avec raison dans l'intérêt des communes, de la province et du pays, à dépenser des centaines de millions pour les ports d'Anvers, de Bruges, d'Ostende; pour créer les grandes avenues de Tervueren, de Laeken, et les boulevards militaires autour de Bruxelles; pourquoi l'État belge hésiterait et négligerait de faire acte de justice envers Spa et Chaudfontaine, en aidant ces villes d'eaux minérales naturelles à pouvoir recevoir et loger la foule des étrangers et des baigneurs, et à exploiter l'or que leurs eaux médicinales merveilleuses tiennent en dissolution pour le grand bienfait de la santé publique et de la prospérité du pays? Pourquoi, enfin, dans une question aussi importante que celle de mettre au point de vue de la science hydro-médicinale et climatologique, la Belgique au rang des nations les plus éclairées et les plus progressistes de l'Europe, toutes les questions personnelles et de partis politiques, ne seraient-elles point reléguées dans l'oubli, pour voir toutes les bonnes volontés, toutes les énergies scientifiques et tous les pouvoirs publics s'unir pour réaliser le grand problème scientifique, humanitaire, économique et national, de la transformation rationnelle de notre beau littoral et de nos villes minéro-thermales en stations médicinales et climatiques prospères et dignes d'augmenter la grandeur et la richesse de la Belgique?

Depuis quelques années en Belgique, on s'est lancé dans beaucoup trop de sociétés financières, et dans toutes espèces d'affaires montées et lancées dans un but unique de spéculation boursicotière. Le public et surtout *M. Gogo*, se préoccupaient fort peu de ce que pourraient *rapporter sérieusement, sûrement sans compromission du capital,* ces affaires lancées *par MM. les écrémeurs :* les actions devaient rapidement monter à la Bourse; cela suffisait pour en acheter (fussent-elles mauvaises), afin de les revendre *très cher au moment psychologique!... Mais le bon moment* n'arriva pas toujours pour pouvoir revendre... et même souvent... il n'arriva jamais !

Aujourd'hui que l'expérience et la ruine doivent, il faut l'espérer, avoir assagi et rendu plus prudents les bons actionnaires, trop *plumés* comme de pauvres pigeons, il importe de suivre les principes de la loi économique et scientifique de Lavoisier; c'est qu'en toutes choses, *rien ne meurt, rien ne se perd et tout se transforme;* par conséquent, pourquoi l'État, les provinces, les communes et les particuliers hésiteraient-ils à consacrer des *millions* pour des travaux et des installations balnéaires, climatiques et urbaines, qui doivent certainement rapporter un bel et gros intérêt au bout de quelques années, et dont la prospérité ne peut qu'augmenter progressivement, ainsi que cela s'est produit à l'étranger, dans toutes les stations minérales et climatiques exploitées avec science, art et intelligence?

D'après le rapport officiel de la ville de Baden-Baden, la grande et belle station allemande, en 1901, 72,299 personnes étrangères ont fréquenté assidûment le Kursaal (Casino); on a donné 168,892 bains et, en 1902, 178,826 bains aux étrangers et plus de 31,000 bains aux habitants de la ville. Voila de beaux revenus! (1)

IV. *Quels sont les travaux à exécuter* pour la transformation d'une ville comme Spa, Chaudfontaine ou les villes de notre littoral en stations balnéaires, climatiques et hydro-minérales de premier ordre et capables de rivaliser avec les plus belles et les plus grandes stations d'Allemagne, de France, de Suisse, d'Autriche-Hongrie, etc.?

1° Il faut avant tout tracer des rues larges et des voies de communications faciles, rapides; des avenues entre les diverses sources, les parcs, les promenades, les établissements publics et le centre de la ville (tramways électriques combinés avec l'éclairage des voies et des monuments publics).

2. *Doter toute la ville d'une distribution d'eau alimentaire abondante, et d'un réseau d'égouts* se reliant à un ou plusieurs collecteurs, pour empêcher la pollution des eaux de rivière dont les eaux pures assainissent l'atmosphère de la cité et pour transporter hygiéniquement toutes les eaux d'égouts de la ville *dans des champs d'épandage*, de fertilisation et de culture maraîchère des terres, ou dans *des bassins de filtration* où les eaux d'égouts se purifient et *s'assainissent par les*

---

(1) En 1910. plus de 80,000 étrangers et curistes ont séjourné à Baden-Baden, et leur nombre augmente chaque année.

procédés de cultures bactériologiques, au point de pouvoir être après filtrations successives rejetées impunément à la rivière.

Ces deux procédés sont employés avec grand succès en France, en Angleterre et produisent, par leurs combinaisons, des résultats agricoles et hygiéniques des plus satisfaisants et très rémunérateurs. C'est ainsi que d'après les calculs du docteur Derechter, *l'épuration et l'épandage* des eaux d'égouts de Bruxelles et de ses faubourgs, bien installés, donneraient des matières fertilisantes suffisantes pour fertiliser *vingt mille hectares,* ce qui, à raison de 17 francs par hectare, représenterait un revenu annuel de 340,000 francs. (Dr De Rechter, l'Assainissement des eaux d'égouts; voir *Presse médicale,* janvier 1903).

Par ces données, on comprend tous les avantages qu'on aurait pu retirer, ainsi que je l'ai écrit dans l'*Ingénieur conseil,* il y a une vingtaine d'années, en captant les eaux des deux Ourthes pour alimenter les principales villes du pays, et en conduisant par de grands collecteurs, leurs eaux d'égouts dans les Ardennes et la Campine pour rendre à l'agriculture et à la culture maraîchère ces milliers d'hectares de terres incultes, qui se seraient ainsi transformées en plaines fertiles et en jardins potagers de l'Angleterre. Mais hélas! en Belgique, l'industrie préoccupe presque exclusivement les capitalistes, qui ne songent point que l'agriculture et la richesse du sol sont les bases économiques essentielles de la prospérité du pays.

3. Veiller à ce que toutes les constructions, maisons, hôtels, écoles, ateliers, logements d'ouvriers, soient construits suivant les règles de l'hygiène et établir un service sanitaire dans chaque ville ou station balnéaire. L'organisation municipale d'un service de désinfection

des logements rend dans le midi de la France les plus grands services et est hautement appréciée par les étrangers qui séjournent à la côte d'Azur.

4. Les habitants et particulièrement les logeurs et les hôteliers doivent connaître l'*art de leur métier*, et sous ce rapport les Belges ont beaucoup à apprendre et feraient bien d'envoyer leurs fils en apprentissage dans les villes d'Allemagne, de France et surtout de Suisse, où l'on trouve le confortable, l'hygiène et la propreté, dans les hôtels et les maisons-pensions de conditions modestes, comme dans ceux de premier ordre. Il existe à Lausanne et à Paris des écoles spéciales, scientifiques et professionnelles d'hôteliers.

5. Dans une ville d'eaux, il est indispensable d'avoir *au centre de la ville*, un lieu de repos et de ralliement des baigneurs et des étrangers. Ce sera un *Kursaal* ou un *Casino*, avec salles de bals, de concerts, salons de lecture, de restaurant, de conversation, bibliothèque, etc., etc.

La situation du Casino à Spa me paraît devoir être, au point de vue pratique, esthétique et lucratif, entre les bains et le parc de Sept-Heures. Les baigneurs trouveraient ainsi très agréable de s'y reposer après la promenade de la réaction du bain ou de la digestion des eaux minérales.

Il ne faut pas oublier que Spa pourra, par des installations nouvelles prétendre, à une saison de printemps et d'automne, ce qui ferait un séjour de cure pendant *huit à neuf mois de l'année.* Mais pour cela, il faut que les communications soient très promptes en cas de mauvais temps et de froid entre les bains, le Casino et les galeries du Parc. Par conséquent, *c'est une chose utile à prévoir* dans la construction du nouveau Casino, si l'on veut éviter des mécomptes et des regrets dans l'avenir.

Au point de vue de la construction du *Casino*, dans beaucoup de villes balnéaires que j'ai visitées, on est tombé dans de grandes erreurs architecturales : ou bien on a dépensé des sommes folles pour accumuler des pierres, des ors et des ornements dans un bâtiment aussi ridicule que peu artistique ; ou bien, par une trop grande parcimonie (ce qui est assez rare) on a construit en fait de Kursaal et de Casino, de palais ou de musées des beaux-arts, des bâtiments grands et grossiers qui rappellent les hangars et les gares à marchandises. Un architecte réellement artiste peut toujours éviter ces écueils, ces erreurs et ces excès, ces débauches de luxe grossier ou prétentieux commises en dépit de toute conception vraiment artistique.

6. *Un théâtre* est indispensable dans une ville d'eaux bien fréquentée. De même qu'une église, une caserne attirent une agglomération d'habitants, un théâtre provoque autour de lui et en très peu de temps le groupement d'une population spéciale et considérable.

A Spa, il y aurait lieu, à mon avis, d'établir le théâtre, *qui doit être grand en prévision de l'avenir*, dans le quartier du Salon Levoz ; même dans cette propriété qui, transformée en place et squares publics, serait le centre d'un nouveau quartier d'où émergeraient de larges et belles rues aux habitations et aux magasins somptueux.

Le théâtre de Spa deviendrait, grâce à la foule des baigneurs cosmopolites, le rendez-vous des principaux artistes de l'Europe pour des représentations à sensation ; cela ne fait aucun doute ; et le succès en serait doublement assuré par la clientèle de Liége, de Verviers et des principales localités de l'arrondissement et de la province.

7. *Un musée des beaux-arts et d'expositions variées*

est aussi indispensable dans une ville d'eaux et *surtout à Spa*, qui depuis des siècles fut le rendez-vous des esthètes et des artistes ; ils sont partis, chassés par les joueurs qui n'ont d'autre souci ni d'autre passion ou préoccupation que le trente et quarante et les hasards de la roulette ; mais ils ne tarderont pas à revenir.

Faites à Spa un musée des beaux-arts ; *établissez des hôtels, des villas spéciales et à bon marché* pour les artistes, les savants et les littérateurs, et en quelques années votre belle cité, Messieurs les Spadois, sera le rendez-vous, la villégiature et la colonie scientifique et artistique du monde entier. C'est aux arts et à la science que vous devrez aussi la prospérité nouvelle et la résurrection de votre belle cité. N'est-ce pas aux beaux-arts et à la science que les villes doivent l'affluence perpétuelle de leurs visiteurs étrangers. Et Spa ne leur donnerait-elle pas, comme par surcroît, la beauté de ses sites, la pureté de son air et l'efficacité de ses eaux ?

8. *L'exportation des eaux minérales et leur exploitation* rationnelle et commerciale doit devenir, pour la ville de Spa surtout, une source féconde de grands revenus : ce qui lui permettra en peu d'années de parer aux plus grandes dépenses pour son embellissement et son extension.

L'exploitation des eaux minérales de Spa comporte trois modes principaux, dont la ville doit, dans peu d'années, retirer de très grands bénéfices. *Il importe donc pour elle de ne pas s'engager à l'aventure et sans se réserver de pouvoir jouir d'un avenir sûr et prospère :*

1º *Les bains et les buvettes* doivent rapporter dans quelques années *de cent à trois cent mille francs par an*, si on les exploite intelligemment comme on le fait ailleurs.

En effet, on peut donner, d'après le volume des eaux disponibles, *1500 bains* par jour ; sans compter les douches, les bains de boues, les pulvérisations, les inhalations, les douches ascendantes, nasales, utérines, vaginales, les irrigations vésicales, etc., etc.

J'ai lu qu'on pouvait avoir assez d'eau pour donner *plus de quinze cents bains par jour* et, à mon avis, *les bains sont la base essentielle de la thérapeutique hydro-minérale de Spa*, avec l'eau en boisson ;

2° *Des buvettes confortables avec des chalets de repos*, qui seront le prélude d'hôtels futurs, devront être installés à chacune des sept fontaines de Spa ; *mais principalement et le plus tôt possible à la Sauvenière, à la Géronstère, au Tonnelet et à Barisart, à cause des propriétés médicinales spéciales* de ces diverses sources, qui peuvent être administrées avantageusement pour des maladies et à des malades pour qui les eaux du Pouhon et du Prince de Condé ne conviennent pas; par exemple : certaines maladies chroniques du foie, de l'estomac, des reins, des bronches et du poumon ; des affections du système nerveux et de la moelle épinière; même les désordres organiques causés par l'alcoolisme et la morphinomanie.

Ce sont là des affections qu'on n'a guère traitées à Spa et pour lesquelles les sources de la banlieue spadoise seraient très précieuses. Voilà une source nouvelle de prospérité. Ces buvettes très fréquentées quand il y aura des moyens de communications faciles, rapides et peu coûteuses, comme les automobiles et les tramways électriques, indispensables à établir, amèneront fatalement, dans un avenir *peu éloigné*, la construction de nombreuses villas le long des routes des fontaines et la création de sanatoires, de colonies sanitaires populaires, de pensionnats, d'instituts physiothérapiques, etc., pour les enfants, les ouvriers, les petits bourgeois, les artistes, les fonctionnaires et les travailleurs de toutes conditions. Il en résultera l'éclosion progressive d'une ville nouvelle, qui réunie à la cité centrale, fera en moins d'un demi-siècle de Spa le plus beau joyau des villes minéro-thermales et des stations climatiques du monde. Voilà la vision de l'avenir, et c'est vers et pour cet idéal qu'il faut dès aujourd'hui travailler. Si j'ai foi *en cet idéal*, c'est que je l'ai vu se réaliser dans bien des stations qui ne possédaient pas les avantages naturelles et les eaux minérales de Spa.

Mais, me dira-t-on, les Spadois ne pourraient pas réaliser la dixième partie de vos projets, même s'ils en avaient les moyens !... Je réponds que cela est certain : les Spadois seuls n'en sont pas capables, et quelque prolifiques qu'ils puissent être, leur génération serait insuffisante et demanderait trop d'années pour y parvenir.

Mais croyez-vous que les grandes villes tentaculaires se régénèrent et augmentent exclusivement par elles-mêmes leur population ? Non, jamais !... Ce sont les étrangers qui attirés par des ressources commerciales, industrielles *à exploiter ;* des sources d'eaux minérales improductives encore, mais riches d'avenir ; des attractions naturelles du confortable dans le séjour à la campagne ; ce sont les riches qui viennent et qui attirent les travailleurs indispensables aux besoins de leur existence ; c'est en un mot le mouvement des êtres humains, avides de pain, de bien-être, d'or, de santé, de luxe, de plaisirs ou d'oubli des peines, qui s'en vont comme des processionnaires, attirés par le fluide magnétique de l'air, des bois et des eaux minérales, fonder des colonies nouvelles et créer ces grandes collectivités humaines, *ces villes tentaculaires* et ces stations

balnéaires attirant et groupant instinctivement et soli-
dairement l'ardeur, l'intelligence, l'énergie et la fortune de populations cosmopolites ;

3° *L'exportation des eaux minérales*, et surtout des
eaux de Spa, qui, sans la moindre manipulation,
supportent les plus longs voyages sans s'altérer et se
conservent indéfiniment, est une des grandes ressources
des stations minérales. Aujourd'hui, où il n'est pas
toujours aisé de trouver dans les hôtels, les voyages et
les pays coloniaux de l'eau pure à boire et exempte de
micro-organismes et de bactéries pathogènes, la consommation des eaux minérales naturelles est devenue
universelle. Mais c'est en Amérique qu'on boit le plus
d'eaux minérales ; elles sont la boisson presque exclu-
sive des familles.

Les États-Unis et l'Australie offrent donc des
débouchés pour les eaux de Spa, dont les *sources du
Tonnelet et de Barisart* peuvent être considérées comme
d'excellentes eaux de table, gazeuses, très digestives et
se prêtant très bien à l'exportation.

Les eaux du Pouhon et du Prince de Condé peuvent
rendre de très grands services aux explorateurs du
Congo et aux agents coloniaux habitant les tropiques ;
grâce à la synthèse chimique de ces eaux merveilleuses
et *principalement aux silicates alcalins* qu'elles renferment, ces eaux minérales naturelles sont des préservatifs et des remèdes précieux pour la dysenterie et
pour la fièvre hématurique, maladies si fréquentes et
si graves au Congo.

Le climat tonique de Spa et ses eaux minérales silicatées se prêtent admirablement à la création d'hôtels-
pensions, de villas coloniales et de colonies sanitaires
et de convalescence, pour le rétablissement par la cure
hydro-minérale et un séjour prolongé, de la santé

détruite ou ébranlée par les maladies infectieuses des régions tropicales et surtout du Congo, dont les explorateurs et les colons devraient faire un usage journalier des eaux minérales de Spa, bues pures ou mélangées d'un peu de bon vin de Bordeaux ou de Bourgogne, plutôt que de boire de la bière, des liqueurs ou du champagne, boissons si nuisibles dans ces climats meurtriers.

La grande quantité de gaz acide carbonique renfermé dans les eaux de Spa conserve leur pureté, leur fraîcheur et l'intégralité de leur synthèse chimique. Lorsqu'une bouteille d'eau de Spa a été débouchée pendant quelque temps, l'acide carbonique s'évapore, surtout quand il fait chaud, et cette évaporation favorise la décomposition des bicarbonates ; de là un dépôt de fer au fond de la bouteille, qui rend trouble le dernier verre. Il y a donc grand avantage à vider la bouteille dès qu'elle est débouchée ; c'est pourquoi il est préférable pour les personnes qui n'usent que de petites quantités à la fois d'eau minérale de Spa, de prendre des demis, même des quarts de bouteilles ; et l'administration du service d'exportation et d'embouteillage des eaux de Spa, devra prendre toutes les mesures à ce sujet et principalement pour le *bouchage perfectionné, hermétique et aseptique* des bouteilles dont le gaz acide carbonique ne peut s'échapper sans nuire à la qualité et à la conservation des eaux minérales.

L'exportation des eaux minérales et naturelles de Spa comportera donc :

L'exportation comme *eaux de table* (sources du Tonnelet et de Barisart) que tout le monde peut boire, à cause de leur légèreté.

Et l'exportation des autres sources, *comme eaux médicinales*.

Les étiquettes mentionneront l'analyse et l'emploi hygiénique ou médicinal spécial de chaque source. Il serait aussi très important de mentionner l'année de l'embouteillage sur le bouchon ; et pour éviter toute contrefaçon, le gouvernement pourrait accorder l'autorisation de placer sur chaque bouteille une *étiquette marque d'origine*, par exemple : « *Spa-État* », qui serait une garantie de leur authenticité.

Le commerce des eaux minérales est immense et universel ; il serait très aisé pour Spa d'exporter ses eaux en très grandes quantités, puisque leur réputation était si grande, qu'en 1589 on expédiait *trois cent mille cruchons* d'eaux naturelles de Spa, dans le monde entier.

Je suis persuadé qu'en quelques années Spa pourrait expédier annuellement *un à deux millions* de bouteilles d'eaux minérales. Il suffirait de faire comme à Vichy (*12 millions* de bouteilles de la Cie « *Vichy-État* » par an) ; à Vittel, qui en 1883 exportait par an 100,000 bouteilles et en exporte en 1903, *2,000,000* de bouteilles ; à St-Galmier qui exporte plus de *30,000,000* de bouteilles d'eaux de table par an ; comme à Budapesth, qui exporte par an *12 millions de bouteilles* d'eaux de Hunyady-Janos, dont plus de *4 millions* pour l'Amérique.

Le succès de l'exportation des eaux de Spa est d'autant plus certain (si les Spadois veulent s'y mettre résolûment et travailler à cette industrie et à ce commerce, *surtout en hiver*) que les eaux de Spa sont aussi agréables que bienfaisantes pour les anémiques, les dyspeptiques, les nerveux et les convalescents et qu'elles se conservent indéfiniment, lorsqu'on a mis tous les soins *aseptiques* pour l'*embouteillage* et pour le *bouchage hermétique ;* ce qui exige un outillage et une organisation de tout premier ordre et d'une grande perfection.

Le grand commerce d'exportation des eaux de Spa exigera la *fabrication en grand de bouteilles spéciales* ; ce sera encore pour Spa la source *d'une industrie nouvelle*, parce que je crois que des *géologues compétents* trouveront dans les environs de Spa des *carrières de sables siliceux pour la fabrication des bouteilles*, ou des argiles pour la fabrication des *cruchons en grès*, si en vogue autrefois à Spa pour l'exportation des eaux minérales, surtout au XVIe siècle. A côté de l'industrie de la fabrication des bouteilles, viendront se placer fatalement celles de la *fabrication des caisses* et des *paillons* pour l'emballage et l'expédition des eaux minérales et celles des bouchons et de la fabrication des capsules et des étiquettes.

Les usines du gaz pour le chauffage et l'éclairage, les usines d'électricité ; les mille et une professions indispensables aux besoins d'une grande ville thermale, n'apporteront-elles pas dans le pays la prospérité pour les ouvriers des divers métiers, les agriculteurs, les maraîchers, etc ? De toute cette activité, de ce mouvement commercial et industriel nouveau et intense, n'est-ce pas l'État, qui par ses chemins de fer, ses postes, ses télégraphes, ses téléphones, ses douanes, ses accises, ses impôts, ses contributions, aura la plus belle part avec la commune, du riche gâteau sorti comme par enchantement de la station thermo-minérale moderne ?

L'organisation scientifique moderne du service d'hygiène et de l'inspection sanitaire des villes d'eaux, *par un médecin inspecteur à qui toute pratique médicale est absolument interdite*, est de la plus haute importance pour l'hygiène et la salubrité de la station et pour la sécurité des étrangers au point de vue des affections contagieuses qui peuvent y sévir ou y être apportées. Dans un grand nombre de stations minérales et climatériques d'Allemagne, de France, de Suisse, d'Autriche-Hongrie, ce service sanitaire, dépendant du Gouvernement ou de la municipalité, fonctionne sérieusement et à la satisfaction des étrangers et de la population regnicole.

L'Inspecteur sanitaire, fonctionnaire de la ville ou du gouvernement, est chargé d'organiser l'hygiène publique et privée et d'en faire observer toutes les prescriptions réglementaires. Il visite régulièrement à cet effet les installations balnéaires, les établissements publics et privés fréquentés par les baigneurs et les étrangers ; les maisons particulières, les logements et les hôtels. A Kissingen (Allemagne) l'inspection sanitaire est poussée au point de perfectionnement, que les étrangers et les baigneurs sont invités, par voie d'affiches, à visiter en tout temps les collecteurs et les réseaux des égouts de la ville, où l'on peut se promener impunément.

Mais il ne suffit pas seulement d'une inspection sanitaire ; en fait d'hygiène publique et privée, toutes les dispositions pour l'*aseptie* et l'*antiseptie* des habitations doivent être prises de commun accord avec les habitants et les autorités municipales, qui y sont aussi intéressés que les étrangers.

Les stations balnéaires et thermo-minérales doivent avoir une usine de désinfection perfectionnée, où les habitants puissent *à bas prix* faire désinfecter les literies, les vêtements, les objets de couchage, non seulement lorsqu'il s'est déclaré chez eux *un cas de maladie contagieuse,* mais même chaque fois qu'un pensionnaire étranger quitte son logement après un séjour plus ou moins long.

Il existe aujourd'hui des systèmes *de désinfection rapide et facile, sans aucune altération ni détérioration* des objets, même des étoffes les plus coûteuses et les plus fragiles, des étuves *aux vapeurs de formaline*, comme le système de Recter de la Cie Le Formol, et autres qui donnent scientifiquement d'après des expériences faites à l'Institut Pasteur, les meilleures et les plus sérieuses garanties de désinfection rapide et complète. Ce système s'applique aussi à la désinfection et à l'assainissement en quelques heures, sans la moindre détérioration ni le dérangement des tentures et du mobilier, des chambres à coucher et des appartements. Certains grands hôtels ont fait construire chez eux une petite usine de désinfection, où les literies passent à l'étuve *à chaque changement de voyageur ou de pensionnaire*. Ces mesures hygiéniques des hôteliers intelligents leur assurent une grande clientèle.

Il est indispensable que dans chaque station balnéaire, il existe *un hôpital et une maison de santé, bien organisés* pour toutes les classes de la société, où l'on puisse *transporter d'urgence et soigner parfaitement*, les cas de maladies contagieuses : coqueluche, chorée, fièvres typhoïde et éruptives, etc. etc., qui se déclareraient chez des étrangers logés dans les appartements garnis et les hôtels. En Allemagne ces instituts médicaux spéciaux sont généralement établis et dirigés par la Croix Rouge.

Voilà pourquoi et comment j'ai confiance dans l'avenir, la grandeur et la prospérité de nos stations et de Spa, qui a tous les avantages et toutes les ressources désirables pour devenir en quelques années une des plus grandes et des plus belles villes de Belgique.

Le plan et les projets que j'ai conçus sont vastes, mais pour les réaliser, il faut de la méthode, de l'argent et du temps ; ce sont là des choses faciles à trouver, lorsque les pouvoirs publics et les particuliers veulent s'unir dans un but commun. N'est-ce pas ainsi que l'État a procédé pour la transformation et le développement modernes de nos principales villes : Bruxelles, Anvers, Gand, Bruges, Ostende ?

Ne pouvons-nous pas dire, que si dans sa large et généreuse prodigalité, l'État belge fait la beauté et la grandeur des cités flamandes, il n'est que justice qu'il en fasse autant pour les villes wallonnes, et surtout pour *Chaudfontaine et pour Spa*, qui par leurs eaux minérales naturelles et leur situation climatérique et géographique spéciales, contribueraient à augmenter le commerce et la prospérité des villes et des communes de la Wallonnie par l'affluence des étrangers, des *curistes*, *des touristes* et des *villégiateurs*, qui attirés en Belgique par les vertus médicinales des eaux de Chaudfontaine (ce joli faubourg de Liége) et de Spa (la Reine des Ardennes) ne pourraient quitter la Belgique, sans visiter ses villes, ses monuments et les sites pittoresques et enchanteurs de son littoral et des Ardennes.

Voilà ce que les sénateurs, les représentants, les conseillers communaux et provinciaux doivent méditer, étudier et réaliser, autant que les particuliers et que les électeurs qui, au lieu de se chamailler et de se diviser entre cléricaux, libéraux, progressistes, doctrinaires, socialistes, etc. quand il s'agit de choisir leurs représentants et les administrateurs de leurs intérêts collectifs, devraient s'entendre afin de ne choisir pour l'administration de leurs biens et des affaires publiques, que des hommes dévoués, instruits, expérimentés, intègres, soucieux et capables d'administrer *la chose publique*, avec justice, dans l'intérêt de tous, pour le plus grand bien de la collectivité sociale et non d'un parti, mais pour l'honneur de la prospérité du pays.

Telles sont, Messieurs, mes idées mûries depuis bien des années, pour la grandeur et la renaissance de nos stations balnéaires et climatériques. Si je les expose aujourd'hui, dans un rapport peut-être trop étendu, mais qui trouve son excuse dans l'importance du sujet, *c'est parce que je les crois réalisables depuis la suppression des jeux ;* que je les crois utiles et prospères pour nos villes d'eaux et pour la Belgique entière.

En vous en offrant la primeur, je veux à la fin de ma carrière, payer un tribut de reconnaissance à Chaudfontaine et à Spa, dont j'ai pu si souvent apprécier la valeur de leurs cures bienfaisantes et réparatrices, et vous donner, Messieurs les Président et Membres du Cercle artistique de Spa, le témoignage sincère de mon entier dévouement.

Recevez, Messieurs, l'expression de ma considération la plus distinguée.

Dr JULES FÉLIX.

N. B. Les eaux de la source de Barisart sont les eaux minérales naturelles les *plus silicatées* de l'Europe *(321 milligrammes de silice et de silicates alcalins par litre) ;* c'est aux silicates qu'elles doivent leurs propriétés antiseptiques, antifermentescibles et vermifuges; aussi le gouvernement devrait, avec le concours financier des maîtres de charbonnages, des communes et des provinces, créer à Barisart un *sanatoire populaire pour la guérison des houilleurs ravagés par l'anémie pernicieuse et l'ankylostomasie.*

Chevron-Bains.

Projet de station thermale et d'une colonie sanitaire à Chevron (Ardennes belges).

Lorsqu'on découvre des sources d'eaux minérales naturelles, de nature et de composition spéciales et utilisables en médecine, il ne suffit pas, pour créer une station thermale capable de prospérer, de faire de grands projets au hasard et à l'imitation de ce qui a été fait ailleurs, dans d'autres stations, plus ou moins similaires quant aux eaux, et de chercher avant toutes choses de leur faire la concurrence ; c'est le moyen d'échouer et de voir les plus beaux projets s'écrouler comme des châteaux de cartes ! C'est ce qui arrive aussi très fréquemment quand ces installations nouvelles sont dans les mains de capitalistes rapaces, préoccupés *d'écrémer l'affaire* et peu soucieux de la faire prospérer ; au contraire, parfois même ces pieuvres de l'épargne publique ont déjà escompté *la première déconfiture prochaine de l'affaire*, pour en recommencer une deuxième et ainsi de suite.

La réunion des capitaux *sous forme de société* est souvent indispensable pour la création d'un établissement balnéaire ou d'une station hydrominérale, et je ne connais point de forme de société plus avantageuse et plus sûre à tous les points de vue pour la prospérité de l'œuvre qu'une *coopérative à capital illimité* établie dans les mêmes conditions que *la Coopérative du tissage mécanique des ouvriers de Gand*, créée par Anseele et ses amis et qui prospère au delà de toutes les espérances, ainsi que les coopératives ouvrières. Pourquoi ne créerait-on pas la *Société coopérative de Chevron-Bains ?*

Les parts sociales n'étant que de vingt ou vingt-cinq francs, tout le corps médical et pharmaceutique aurait le plus grand intérêt à souscrire la plus grosse part du capital nécessaire, puisqu'il serait le premier à recueillir les bénéfices d'une ville thermale créée par lui et alimentée par sa clientèle. Les employés et les sociétés ouvrières auraient le même intérêt à voir se créer à Chevron des hôtels-pensions et des logements à bon marché, et dont l'ensemble constituerait une colonie sanitaire et de convalescence pour les travailleurs et les petites bourses.

Analyse de la Source (par litre).

Acide carbonique	2 gr. 0074
Carbonate ferreux	0 gr 0840
Carbonate de manganèse. . . .	0 gr. 0027
Carbonate de calcium.	0 gr. 0996
Carbonate de magnésie	0 gr. 1562
Sulfate de calcium	0 gr. 0021
Chlorure d'ammonium	0 gr. 0093
Chlorures alcalins.	0 gr. 0215
Phosphate d'alumine	0 gr. 0001
Acide silicique.	0 gr. 0096
Bactéries pathogènes	Néant

La source, aujourd'hui admirablement captée, avec son rendement journalier de 3oo,ooo litres, permet d'en tirer le meilleur parti possible et voici, à mon avis, comment et pourquoi :

1º La légèreté, la digestibilité et la tonicité des eaux de Chevron les mettent au *premier rang* des eaux minérales naturelles gazeuses pour la cure de boisson;

2º La composition chimique des eaux de Chevron, leur fraîcheur, leur grande teneur en acide carbonique libre, en solution et en combinaison avec le fer et les alcalins, en font *une des sources minérales de tout premier ordre* pour l'exportation comme eau de table saine et antiseptique, surtout pour les colonies et aussi pour la *cure à la source même,* ce qui est toujours préférable et plus efficace dans le traitement des convalescences, de l'anémie, de la fièvre des tropiques, de la neurasthénie, de la dyspepsie, de l'aménorrhée, de la *dysménorrhée* chez les jeunes filles et chez les femmes nerveuses, hystériques et stériles;

3º Les propriétés antiseptiques, résolutives, antifermentescibles et fondantes des silicates et de la silice que renferment les eaux de Chevron, sont on ne peut plus précieuses dans le traitement de l'influenza, de l'herpétisme et de la gravelle urique (sable rouge) et spécialement dans le traitement de leurs manifestations pathologiques dans la gorge, le larynx, les organes génitaux et urinaires, si fréquentes et toujours si rebelles à la thérapeutique ordinaire de la diathèse urique;

4º L'activité des eaux de Chevron et leurs propriétés médicinales dues au fer, aux alcalins et aux silicates, sont d'autant plus remarquables et plus grandes, que l'énorme quantité d'acide carbonique en dissolution et à l'état libre maintient dans ces eaux leurs principes actifs à l'état constant *d'ionisation* et de solubilité complète, ce qui en facilite l'absorption et l'assimilation.

On sait aujourd'hui par les remarquables travaux et les découvertes physico-chimiques de Berthelot, de Claude Bernard, de Moureu, de Van t' Hof, de Curie, de Foveau de Courmelles, de Garrigou, de Richet, de Weisman, d'Armand Gautier, de Fresenius, de Herrera, de Benedikt, de Frenkel, de Lucien-Graux et de tant d'autres savants, que la formation des composés organiques et leurs multiples fransformations dans l'économie cellulaire de l'homme, des animaux, des végétaux, *même des minéraux*, s'opèrent suivant la synthèse organique et suivant les lois naturelles de la mécanique chimique qui régissent cette synthèse ; que toute substance, qui à *petites doses excite* les propriétés ou les *fonctions* d'un élément anatomique, les anéantit à hautes doses ; ce qui explique l'action énergique des éléments minéraux que renferment à *petites doses* les *eaux minérales de Chevron*, et les autres sources *oligo-métalliques*, qui, *grâce à leur faible minéralisation*, sont d'un effet thérapeutique aussi remarquable que bienfaisant.

On sait aussi aujourd'hui que, suivant les lois de la *pression osmotique* (Van t' Hof) et des *ions libres*, les eaux minérales naturelles agissent par l'électricité qu'elles développent et que, grâce à cette électricité et à leur radio-activité, les eaux minérales produisent des effets curatifs, quelquefois miraculeux, dans les affections du système nerveux et qu'on ne pouvait pas expliquer autrefois. A mesure que la science expérimentale progresse, les mystères de l'éternelle nature se dévoilent à nos yeux, et la médecine thermale, jadis empirique, devient une science positive, rationnelle et grandement utile à l'humanité souffrante.

Voilà pourquoi il importe de créer à Chevron une station essentiellement médico-thermale et climatique, où l'utilisation scientifique des propriétés remarquables et médicinales de ses eaux ferrugineuses-alcalines-gazeuses et silicatées ajoutée à la pureté de l'air, à la beauté pittoresque du pays, à la salubrité du climat, rendront les plus grands services aux convalescents, aux malades, aux débiles et aux surmenés du travail et des plaisirs, et feront de cette charmante localité ardennaise, non pas une ville balnéaire luxueuse, aristocratique et énervante, mais une colonie sanitaire paisible et agréable, où toutes les classes de la société trouveront dans les prix doux et des conditions confortables, l'outillage complet et les distractions utiles à la guérison des maladies et au rétablissement de la santé.

Les installations balnéaires et la création d'hôtels sanitaires et de villas à bon marché, qui au milieu d'un grand parc constitueront les éléments essentiels d'une colonie sanitaire à la portée de toutes les bourses et de toutes les conditions, sont donc les seuls moyens d'assurer à Chevron la réputation thérapeutique de ses sources minérales naturelles et la prospérité qu'elles méritent.

La source (Poulon de Bru, ce qui signifie : source jaillissante avec bruit) de Chevron est connue depuis des siècles ; en 1710, elle rivalisait avec les eaux médicinales de Spa ; les moines du couvent de Chevron, dépendance de l'abbaye de Stavelot, en faisaient une grande exportation.

En 1902, au cours des travaux importants pour le captage aseptique de la source du Poulon de Bru, on a retrouvé les fondations du local qui servait aux moines pour l'embouteillage des eaux minérales et quantité de débris de bouteilles servant à l'exportation de ces eaux, déjà si précieuses alors, et qui, en 1710, rivalisaient avec les eaux de Spa.

L'histoire raconte que le tsar Pierre le Grand, pendant sa cure à Spa en 1717, buvait souvent de l'eau de Chevron, qui lui plaisait beaucoup à cause de sa fraîcheur et de sa digestibilité. (Études historiques sur l'ancien pays de Stavelot et Malmédy, par le docteur Arsène de Noiée, Liége, 1848, et les recherches de statistique physique, agricole et médicale de la province de Liége, par le docteur Richard Courtois, 1828.)

Ces détails historiques montrent combien les eaux

minérales naturelles de Chevron étaient appréciées depuis plusieurs siècles et toute l'importance de l'exploitation scientifique de ces eaux, au point de vue de l'hygiène et de la santé, par ce temps de surmenage et de surexcitation qui exige des travailleurs du muscle et de la pensée une cure hydro-minérale et climatique chaque année, pour réparer leurs forces et conserver leur activité physique et intellectuelle.

1° La création d'hôtels-pensions ayant un aspect gai et riant et présentant tout le confortable hygiénique indispensable aux établissements de cure et exempts d'un luxe prétentieux et nuisible, s'impose à Chevron et doit être réalisée par un architecte instruit et artiste sans nécessiter l'emploi de trop grands capitaux. La pierre du pays, le fer et l'acier qu'on peut se procurer dans de bonnes conditions aux établissements métallurgiques du pays de Liége ; le béton armé qui remplacerait le bois en très grande partie dans la bâtisse et pour les terrasses au lieu et place des toitures, quand le ciment est bien combiné avec l'emploi avantageux de l'asphalte, telles sont les considérations essentielles à faire valoir pour la construction des hôtels, des bains et des villas à Chevron.

La hauteur des bâtiments à Chevron où le terrain est vaste et peu coûteux, ne doit jamais dépasser un étage ou au maximum deux étages. L'hôtel doit avoir sa façade exposée au *sud-est* afin d'être abritée des vents du N. et N.-O.

Les chambres d'hôtel doivent avoir une élévation de 4 mètres et une superficie minimum de 4 mètres sur 5 mètres, soit 20 mètres carrés.

Le chauffage et l'éclairage de l'hôtel et des chambres devraient se faire par *l'électricité*. Il existe des petits poêles électriques très pratiques, capables de chauffer une chambre, surtout une chambre d'hôtel, dont le chauffage sera le plus souvent l'exception pendant la cure de la saison d'été.

Les dynamos au service de l'éclairage et du chauffage électrique seront animés par des moteurs au gaz pauvre, ce qui est une grande économie sous tous les rapports (1).

2º *L'établissement des bains* doit être construit à l'instar des bains romains, sans étage, réunir toutes les *installations hydrothérapiques*, que comportent les propriétés médicinales spéciales et la synthèse physico-chimique des eaux de Chevron.

A. Bains de piscine et baignoires isolées, à toutes températures.

B. Douches froides, chaudes ou tempérées.

C. Douches et irrigations vaginales, dans le bain et hors du bain, pour les maladies des femmes et salles de massage.

D. Gargarismes, pulvérisations et douches minérales naso-pharyngiennes pour les amygdalites, les angines herpétiques, l'asthme et la bronchite chronique ; et les enfants adénoïdiens.

E. Salles de bains d'acide carbonique et de douches d'acide carbonique.

Nota : Je n'attache pas grande importance à cette installation utile, parce que les eaux de Chevron en bains et en douches naso-pharyngiennes et irrigations sous-marines sont les moyens hydrothérapiques les plus indiqués et qui donneront les meilleurs résultats en raison de leur synthèse hydro-minérale.

---

(1) Il serait même possible par le barrage de la petite rivière en amont, de créer une chute d'eau suffisante aux turbines, pour produire l'électricité.

F. Quant aux bains de lumière, à la mécanothérapie, à l'électricité, je serais d'avis de ne point les installer pour les motifs suivants : d'abord ces moyens
thérapeutiques se trouvent partout aujourd'hui et à la
portée de tous les médecins ; inutile donc dans une station minérale dont les eaux sont si merveilleusement
efficaces pour des affections spéciales bien déterminées,
d'accaparer des moyens thérapeutiques hétérogènes et
que tous les médecins des villes et des campagnes ont
aujourd'hui aisément à leur disposition. Dans bon
nombre de stations thermo minérales, la trop grande
importance qu'on a donnée à la mécanothérapie, à
l'électro, à la photothérapie, etc.... a fait du tort aux
eaux minérales et a ainsi détourné la clientèle d'une
part et *ébranlé la confiance du corps médical et des
malades dans l'efficacité de la cure des eaux*. Il ne faut
jamais oublier le grand principe : *qu'une station minérale et climatique doit donner aux malades tout ce que
ses eaux et son climat peuvent leur donner, mais rien
que cela !* C'est le seul moyen d'inspirer la confiance,
de garder sa clientèle et sa réputation et de ne point
s'aliéner les sympathies du corps médical. Les médecins
des villes d'eaux ne devraient jamais oublier, qu'ils
n'ont d'autre mission que *celle de traiter les malades
qui leur sont confiés exclusivement pendant la durée
de la cure thermale, et qu'une fois celle-ci terminée,
leur devoir est de ne plus s'occuper des malades et de
les renvoyer à leur médecin ordinaire, qui seul doit
avoir la garde et les soins de leur santé !*

La création d'*un sanatoire populaire* pour le traitement des ouvriers convalescents, anémiés, surmenés,
débilités, neurasthéniques, serait de la plus grande utilité sociale, et le parti ouvrier belge pourrait aisément
prendre l'initiative de cette réalisation avec le concours

de ses coopératives et de ses syndicats. La caisse d'épargne devrait y prêter son concours financier.

Il ne s'agit point de *sanatoire pour les tuberculeux,* Chevron doit devenir et rester une *station hydro-minérale spéciale* qui ne convient nullement au traitement de la tuberculose.

Il serait très facile de construire à peu de frais un *sanatoire* populaire modèle, sans luxe et des plus confortables, en donnant aux dortoirs la disposition spéciale que je préconise et dont la figure ci-jointe donnera une juste idée de ses dispositions au milieu d'une grande salle éclairée des deux côtés par de larges vénitiennes et dont les *impostes seront en carreaux de verre troués* (ce qui est le meilleur système de ventilation continue et insensible). On construira des loges ou petites chambrettes à parois en ciment armé et ouvertes, chacune, en face des fenêtres.

Ces chambres auront une superficie de 2 mètres de largeur sur 2 mètres de profondeur et leurs cloisons une hauteur de 2 mètres, à partir du plancher. Chaque chambrette contiendra un lit d'une personne, une table de nuit avec armoire. Le lit sera en fer et à sommier métallique, dont le meilleur système est, à mon avis, *le système de lits sans oreillers*, M. Amèke, place Fontainas, à Bruxelles, et adoptés dans un grand nombre d'hôpitaux et de pensionnats, à cause de leur asepsie, de leur simplicité, de leur solidité et de leur bon marché.

Les meubles seront en sapin verni ou en bois blanc peint en couleur blanche ripolin.

Les dortoirs contiendront *au maximum* 20 chambrettes et auront une *hauteur de 4 mètres*, une *longueur de 25 mètres* et une *largeur de 9 mètres* pour un dortoir de 20 lits, 10 de chaque côté de la séparation

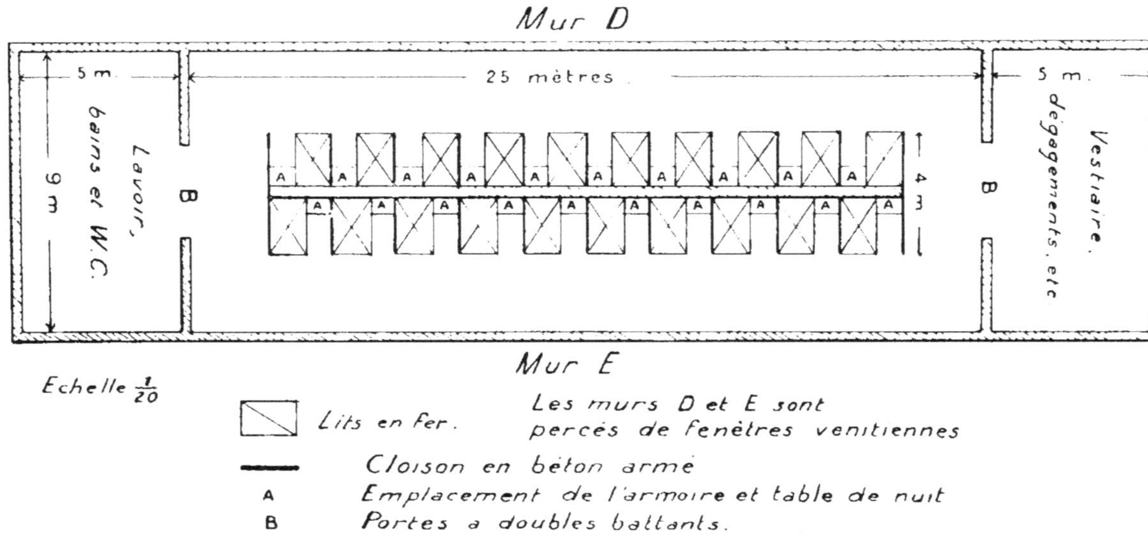

Mur D
25 mètres
5 m
Lavoir, bains et W.C.
9 m
B
4 m
A
B
Vestiaire, dégagements, etc
5 m
Mur E
Echelle 1/20
Lits en fer.
Cloison en béton armé
A
B
Les murs D et E sont percés de fenêtres vénitiennes
Emplacement de l'armoire et table de nuit
Portes a doubles battants.

centrale. Il restera donc devant chaque chambrette un espace libre d'une longueur de 2^m5o pour permettre la circulation d'air. (Voir le plan.)

Le chauffage des dortoirs est inutile, puisque la saison de cure thermale est fermée pendant l'hiver.

Comme les terrains ne coûtent pas cher et seront disponibles à discrétion dans le grand parc, il y a, je pense, grand avantage à construire les sanatoires populaires *sans étage,* et en style de *maisons romaines* très simples et bien aérées.

On peut donner au *sanatoire populaire* la forme en disposition d'équerre ou de fer à cheval, suivant l'importance des services et le nombre de pensionnaires à loger.

On pourrait par exemple avoir, à l'aile droite, les hommes et, à l'aile gauche, les femmes ; ces deux ailes seraient réunies par un bâtiment à un étage pour les services : le réfectoire, la cuisine et au premier le logement du directeur et du personnel, etc.

Dans ce *sanatoire populaire* toute la vie serait en commun. Le directeur prendrait ses repas avec les pensionnaires, et chaque pensionnaire devra faire son lit, entretenir sa chambrette, etc..., lui-même, afin de réduire le prix de la pension.

Les divers corps de métiers seraient utilisés dans la maison, moyennant un salaire et sans qu'on puisse travailler plus de *quatre heures par jour* pour l'établissement.

Le salaire serait réduit du prix de la pension ou servirait de gratification pour le convalescent afin d'aider sa famille pendant sa cure, ou de se réserver un petit pécule à sa sortie.

Les sociétés coopératives, les particuliers, les ouvriers, patrons ou bienfaiteurs paieraient le prix de la pension, dont la journée d'entretien ne pourrait pas dépasser 3 francs.

Je crois qu'on pourrait même arriver à 2 fr. 5o.

Il y aurait trois repas par jour ; le lever aurait lieu à 6 heures du matin et le coucher à 9 heures du soir.

Le parc et les jardins seraient entretenus par les pensionnaires. En un mot, ce sanatoire serait *une vraie ruche d'abeilles* travaillant toutes à la prospérité de l'établissement pour le bonheur et la joie des pensionnaires.

Des excursions, des plaisirs et des divertissements artistiques et hygiéniques et surtout la gymnastique suédoise et médicale, occuperaient les loisirs des pensionnaires de façon à joindre l'utile à l'agréable pour le plus grand bien de la collectivité et pour la santé et la joie de tous.

Le directeur s'efforcerait de faire régner la douce et agréable discipline basée sur l'ordre, la bonne éducation, l'instruction hygiénique et l'esprit de solidarité, d'estime et d'affection mutuelles, qui font les hommes bons et heureux.

Tel est le projet que j'ai conçu en 1905, et dont la réalisation me paraît de plus en plus nécessaire et indispensable dans l'intérêt de la petite bourgeoisie, des employés et de la classe ouvrière, et par conséquent dans l'intérêt national.

La santé des travailleurs laisse de plus en plus à désirer. Le lymphatisme, l'ankylostomiase chez les mineurs, l'arthritisme, le cancer et la tuberculose ravagent de plus en plus toutes les classes de la sociétés. Il ne peut en être autrement à cause de la fatigue, du surmenage physique et intellectuel, de l'alcoolisme, des difficultés et de la cherté de la vie. Le travailleur qui tombe malade a hâte de retourner au travail dès qu'il est *à peine convalescent*. Il en résulte des rechutes graves, et très souvent l'anémie et la tuberculose. Si l'ouvrier et l'artisan pouvaient faire une cure de convalescence ou de repos au *Sanatoire populaire* ou *à la Colonie sanitaire* de *Chevron*, ils y trouveraient *à très bon compte* tous les avantages de l'air pur, d'un séjour sain et agréable, d'une cure hydro-minérale aux eaux merveilleusement toniques, réparatrices et vivifiantes, et ils pourraient retourner au travail alertes et vigoureux.

Puisse mon projet trouver bientôt sa réalisation dans l'intérêt de mon pays et de l'humanité. Mais je crains que l'infiltration capitaliste et la passion des sociétés anonymes ne supplantent bientôt les sociétés coopératives, même dans le parti ouvrier !

La protection des eaux minérales belges.

Nous sommes, par principe, libre-échangistes, mais, pourtant, nous sommes d'avis que tous les traités de commerce doivent avoir pour base une grande réciprocité dans les traitements et que, si tel produit belge est frappé de rigoureux droits d'entrée en France et en Allemagne, et que si la Belgique peut parfaitement se passer des dits produits, toutes les importations françaises et allemandes de ces articles doivent être l'objet d'une mesure de rigueur, c'est-à-dire payer un droit d'entrée en Belgique, droit identique à celui qui atteint nos exportations.

Il y a quelque temps déjà, un fonctionnaire du ministère des finances recherchait les chiffres des importations étrangères en fait d'eaux minérales naturelles et artificielles, car l'attention de ce fonctionnaire avait été attirée sur ces importations en Belgique, à cause de la discussion, en France, de l'établissement d'une taxe sur les eaux minérales, taxe atteignant les septante-deux millions de bouteilles vendues en 1906.

Les importations d'eaux minérales en Belgique sont libres, absolument libres, et le fonctionnaire des finances avait calculé qu'une taxe de dix centimes par litre importé en Belgique représenterait la bagatelle de six cent septante-cinq mille francs par an ; ce joli impôt n'eût été prélevé, si l'on y réfléchit bien, que sur la bourgeoisie, bref sur la classe fortunée, puisque le peuple ne boit pas d'eaux minérales.

En établissant cet impôt de plus de six cent septante-cinq mille francs, le gouvernement remplissait la caisse du Trésor et de plus ne faisait que rendre la pareille à la plupart des gouvernements étrangers.

Nous approuvons vivement le travail du fonctionnaire des finances, car le droit de dix centimes par litre provoquerait un léger renchérissement des eaux minérales étrangères et, par ricochet, une plus grande consommation des eaux minérales belges, qui valent bien leurs rivales (1).

Nous féliciterions M. de Smet de Naeyer, s'il donnait une suite au travail fait dans son département, suite qui serait bien accueillie par tous les exploitants de sources minérales belges.

Comme suite au si clair et si scientifique article de notre éminent collaborateur, M. le docteur Jules Félix, nous allons établir la réelle importance du commerce des eaux minérales en Belgique.

---

(1) Un droit assez élevé devrait aussi exister pour l'entrée de toutes les spécialités pharmaceutiques étrangères, dont la Belgique est encombrée au grand détriment des malades, des pharmaciens et des médecins.

L'Allemagne a importé chez nous :

En 1903, pour . . . . 1,611,284 francs.
» 1904, » . . . . 1,677,465 »
» 1905, » . . . . 1,966,313 »
» 1906, » . . . . 2,291,219 »

L'Autriche-Hongrie :

En 1903, pour . . . . . 55,910 francs.
» 1904, » . . . . . 45,242 »
» 1905, » . . . . . 70,441 »
» 1906, » . . . . . 86,864 »

La France :

En 1903, pour . . . . 695,608 francs.
» 1904, » . . . . 688,091 »
» 1905, » . . . . 644,038 »
» 1906, » . . . . 815,398 »

Le Grand-Duché de Luxembourg :

En 1903, pour . . . . 120,252 francs.
» 1904, » . . . . 143,855 »
» 1905, » . . . . 138,993 »
» 1906, » . . . . 131,388 »

Les Pays-Bas :

En 1903, pour . . . . . 40,590 francs.
» 1904, » . . . . . 36,519 »
» 1905, » . . . . . 85,157 »
» 1906, » . . . . . 32,287 »

Autres pays :

En 1903, pour . . . . . 38,418 francs.
» 1904, » . . . . . 52,310 »
» 1905, » . . . . . 70,737 »
» 1906, » . . . . . 79,948 »

Le total des importations en Belgique s'élevait donc :

En 1903, à . . . . . . 2,562,062 francs.
» 1904, » . . . . . 2,643,482 »
» 1905, » . . . . 2,975,679 »
» 1906, » . . . . 3,437,104 »

On voit que cela se chiffre par plusieurs millions. Voici maintenant les chiffres de nos exportations :

En France :

En 1903, pour . . . . . 17,081 francs.
» 1904, » . . . . 21,918 »
» 1905, » . . . . . 17,686 »
» 1906, » . . . . . 27,021 »

En Allemagne :

En 1903, pour . . . . . 14,513 »
» 1904, » . . . . . 3,518 »
» 1905, » . . . . . 4,963 »
» 1906, » . . . . . 33,289 »

Aux Pays-Bas :

En 1903, pour . . . . . 38,410 francs.
» 1904, » . . . . . 41,533 »
» 1905, » . . . . . 58,535 »
» 1906, » . . . . . 51,763 »

Au Congo :

En 1903, pour . . . . 19,862 francs.
» 1904, » . . . . . 32,690 »
» 1905, » . . 26,022 »
» 1906, » . . . . . 25,045 »

Nos exportations sont nulles en Autriche-Hongrie et au Grand-Duché de Luxembourg.

On constate donc la quasi-insignifiance de nos exportations d'eaux minérales dans les pays limitrophes.

Notre pays, nous ne nous lasserons jamais de le répéter, possède des ressources thermales incomparables, et tout ce qui sera de nature à les mettre en valeur ou à développer leur prospérité nous trouvera prêts pour la défense et la discussion de l'exploitation rationnelle du domaine national.

(*L'Écho d'Ostende*, 10 février 1907.)   Civis.

Des propriétés antiseptiques
et infermentescibles
des silicates alcalins (1)

Depuis longtemps, en étudiant l'action thérapeutique des eaux minérales naturelles *oligo-métalliques*, j'avais été frappé des hautes vertus curatives ou des propriétés thérapeutiques spéciales des eaux si faiblement minéralisées, telles que Panticosa en Espagne, Sail-les-Bains, Néris, Luxeuil, Plombières, Lamalou, Chaudesaigues, Dax, en France ; Schlangenbad, Wildbad en Allemagne ; Téplitz, Gastein en Autriche ; Ragatz-Pfœffers en Suisse ; Spa, Chaudfontaine en Belgique. J'avais surtout remarqué que ces eaux thermales, faiblement minéralisées, étaient fréquentées avec succès par les malades atteints d'affections nerveuses (neurasthénie) ou de dermatoses, telles que l'ecthyma, l'eczéma, l'impétigo, le rupia. C'est surtout pendant un séjour que je fis en 1896 à Sail-les-Bains,

(1) Communication au Congrès national d'hygiène de Madrid, 1898, par le Dr J. Félix.

que je pus apprécier les propriétés antifermentescibles et l'action curative des eaux naturelles silicatées, dans les affections cutanées et les métro-vaginites purulentes.

Je ne pouvais m'expliquer les propriétés thérapeutiques des eaux oligo-métalliques par l'électricité, puisque les travaux du docteur Elevy de Biarritz ont si bien démontré que si des courants électriques faibles se produisent dans tous les bains, *ces courants électriques sont d'autant plus intenses et d'autant plus accusés à l'électromètre, que les eaux minérales renferment une plus grande quantité de sels alcalins et surtout de sodium en solution*. Cette démonstration faite par le docteur Elevy dans son mémoire sur l'*Electricité et les bains salins* (Paris 1896), est conforme à la loi des affinités et des réactions chimiques qui sont toujours accompagnés de phénomènes électriques.

Cette loi et les phénomènes électriques constatés dans les eaux alcalines et chlorurées sodiques, suffisent pour expliquer l'efficacité des bains de mer, la pureté de l'air marin, toujours ozonisé par les courants électriques des vagues salines de l'Océan et par conséquent la richesse thérapeutique des cures d'eau et d'air du littoral.

Je dus donc chercher, ailleurs que dans les courants électriques, la raison des *propriétés curatives spéciales* des eaux oligo-métalliques.

Leur température ne pouvait non plus satisfaire mes desiderata, bien que le professeur Constantin Paul attribuât leur efficacité uniquement à leur thermalité. S'il en était ainsi, pourquoi des bains simples d'eau ordinaire, à une égale température, ne produiraient-ils pas des effets thérapeutiques analogues ?

Les travaux originaux et les observations cliniques sur les eaux silicatées, publiés par les docteurs Moinet,

Gigot-Suart sur les maladies de la peau ; Pétrequin et
Socquet de Lyon ; Bonjean de Chambéry ; Béranger,
Hugues et Greffier sur les eaux silicatées de Sail-les-
Bains ; du docteur Alvarenga de Lisbonne, sur l'action
curative de la silice et des silicates alcalins dans la
goutte et le rhumatisme, et l'étude de l'analyse comparative ou de la dose prédominante des silicates alcalins
sur les autres sels, dans les eaux minérales silicatées,
fixèrent mon attention et m'engagèrent à vérifier moi-
même ce fait si spécial, si particulier et si important
des propriétés antiseptiques et antifermentescibles des
eaux silicatées et des silicates alcalins.

Déjà, le docteur Constantin Paul, professeur à la
faculté de Paris, avait fait ressortir, au Congrès de
Thérapeutique de Paris en 1889, l'action parasiticide
spéciale est complètement stérilisante des fluosilicates
de fer, de potasse et de soude, sur le bacille de Koch
et les cultures du microbe de la tuberculose.

Au Congrès d'Hydrologie médicale de Paris en 1889,
les docteurs Schlemmer du Mont-Dore et le docteur
Duhourcau de Cauterets attribuaient aux silicates
alcalins l'action antiparasitaire des eaux thermales de
ces stations françaises.

Je consultai les travaux de Dumas, de Papillon, de
Rabuteau, de Marc Sée, de Gauthier, publiés en 1872
et 1873, qui établissaient par des expériences de laboratoire, l'action *antifermentescible*, antiputride des
silicates alcalins à faibles doses. Dumas, Papillon et
Rabuteau prouvent les propriétés antiseptiques du
silicate de soude *sur les fermentations alcooliques,
amygdaliques et sinapisiques*.

Un fait très intéressant et qui mérite d'être cité, se
produisit il y a peu d'années chez un grand brasseur.
Ce monsieur me raconta que voulant augmenter

l'importance de sa brasserie, il avait fait creuser à grands frais un puits artésien qui lui donna en grande abondance une eau pure, limpide, fraîche, délicieuse, et dont il espérait beaucoup pour son industrie. Quel ne fut pas son étonnement, quand avec cette eau, d'excellente qualité, il ne put obtenir aucune fermentation ; impossibilité absolue de faire de la bière avec cette eau ; l'analyse démontra que cette eau, très peu minéralisée, renfermait une quantité assez notable (plusieurs centigrammes par litre) de silicates alcalins. Ce fait prouve bien *l'action antifermentescible des silicates*.

Après maintes expériences, j'ai pu m'assurer que les solutions de silicates alcalins à la dose de deux grammes pour mille grammes d'eau distillée et stérilisée ont une action antiseptique, aussi certaine que les solutions fortes de sublimé et d'acide phénique. Elles ont le très grand avantage, sur tous les autres antiseptiques, de n'être ni corrosives, ni toxiques, ni irritantes, ni inflammatoires à faible dose, c'est-à-dire à un ou deux grammes pour mille grammes d'eau.

Ces solutions silicatées faibles m'ont donné d'excellents résultats dans ma pratique, surtout dans les traitements des *gonococcies*, uréthrites, vaginites aiguës ou chroniques ; dans les métro-vaginites purulentes ; dans les eczémas, l'ecthyma, l'intertrigo, le rupia, l'impétigo ; dans l'ophtalmie scrofuleuse et purulente, même chez les enfants. Le traitement consiste en compresses, lavages, injections, irrigations une ou plusieurs fois par jour, selon les cas. L'usage interne des eaux naturelles silicatées est un précieux adjuvant de la cure.

Les solutions silicatées sont préférables à toutes les autres solutions antiseptiques, pour les irrigations dans les cavités internes, foyers purulents, lavage du péritoine, etc., parce qu'il n'y a pas à redouter le moindre accident par absorption, comme cela arrive encore fréquemment avec les solutions d'acide phénique, de sublimé, etc.

Un grand avantage en pratique chirurgicale, c'est que les solutions de silicates alcalins n'attaquent ni les instruments, ni les mains de l'opérateur.

En outre, ces substances antiseptiques ne coûtent rien et sont d'une très facile préparation ; il suffit de faire bouillir de l'eau en y ajoutant 1 ou 2 grammes de silicate de soude par litre. Les poudres de silicate de soude se conservent indéfiniment.

Voulant m'assurer par des expériences de laboratoire de la valeur microbicide et antiseptique du silicate de soude, j'ai prié mon savant collègue et ami, M. Coremans, professeur à l'Université nouvelle, de faire quelques recherches bactériologiques à cet égard, et voici le résultat de ses expériences :

La désinfection, la stérilisation des cultures par le silicate de soude à 1 % *s'est effectuée après une heure d'action*, pour les microbes *staphylocoque, coli, charbon*.

En ce qui concerne le *tétanos*, la solution à 3 % nécessite six heures d'action, et par le *subtilis qui n'est pas pathogène*, la désinfection n'a pas été opérée.

Je conclus donc que, dans ces conditions, l'emploi des silicates alcalins, surtout du silicate de soude, peut rendre de très grands services en thérapeutique, en chirurgie et en hygiène publique et privée, et peut remplacer avantageusement les solutions de sublimé et d'acide phénique. Je pense que, vu le bas prix du silicate de soude, et sa facile conservation en poudre, il sera l'antiseptique de choix dans la chirurgie militaire, surtout en temps de guerre, et qu'il offrira les plus grands avantages dans la pratique médico-chirurgicale des hôpitaux.

A propos de la stérilisation des eaux minérales naturelles.

On s'occupe beaucoup aujourd'hui de l'analyse bactériologique des eaux minérales naturelles et de la recherche des microorganismes pathogènes qu'elles pourraient renfermer.

Beaucoup de procédés de *stérilisation parfaite* sont proposés, décrits, exposés, vantés, *brevetés !*

Il me semble qu'il y a un danger, pour la bonne réputation des eaux minérales médicinales, la plus merveilleuse et la plus mystérieuse des médications, de s'engager *aveuglément* ou *passionnément* dans cette voie, parce que la composition *réelle* des eaux minérales naturelles nous est encore absolument inconnue et que la science n'est pas encore arrivée au point de pouvoir déterminer la synthèse chimique, physiologique, thérapeutique et biologique des eaux minérales naturelles, dont la clinique et l'observation des faits nous révèlent de plus en plus les indications, les contre-indications et les résultats thérapeutiques.

Les médecins qui s'occupent spécialement d'hydrologie médicale et de climatologie, savent pertinemment que ce n'est point à un ou deux des éléments principaux constitutifs de l'eau et de l'air qu'il faut attribuer exclusivement l'action médicinale et médicatrice des eaux minérales naturelles et des climats, ainsi qu'il pourrait résulter des nombreuses classifications théoriques des eaux minérales, *toutes défectueuses*, mais nécessaires pour l'enseignement de l'hydrologie médicale. Nous avons la conviction que les vertus physiologiques et médicinales des eaux tiennent à la synthèse de leurs éléments constitutifs, synthèse encore bien peu connue et que les sciences physico-chimiques ne découvriront peut-être jamais complètement le nombre des substances solides, liquides, gazeuses, renfermées dans les eaux minérales naturelles, ni le groupement synthétique, les relations physico-chimiques de ces substances entre elles, auxquelles elles doivent leurs effets physiologiques et thérapeutiques.

Grâce aux nouvelles méthodes d'analyse chimique et aux expériences de laboratoire, l'usage rationnel scientifique des eaux minérales se substitue à l'empirisme et à la mode. Il en résulte de grands avantages pour les médecins et pour les malades.

Il est un point de la plus haute importance en hydrologie médicale pratique, c'est l'étude bactériologique des eaux médicinales naturelles.

Depuis quelques années, la découverte de micro-organismes dans les eaux minérales préoccupe beaucoup, avec raison, le monde médical.

Il importe donc d'étudier la nature et les fonctions de ces êtres infiniment petits. Les immortelles découvertes de Pasteur et de ses successeurs ont tranché définitivement les querelles entre les matérialistes, les organiciens et les vitalistes. Il n'y a pas de matière inerte ; il n'existe que de la matière vivante, c'est-à-dire toujours active, toujours vibrante, et la division infinie de la matière augmente et modifie ses propriétés physico-chimiques et vitales. Les transformations successives de l'énergie, si bien démontrées aujourd'hui, peuvent nous faire comprendre les modalités matérielles successives, depuis le son, la chaleur, l'électricité, la lumière, jusqu'au *fluide vital*, cette quintescence de la vibration matérielle.

La bactériologie nous enseigne qu'il existe des

microbes utiles et des microbes nuisibles à la santé.

La découverte de microbes pathogènes dans les eaux minérales naturelles a ému le monde médical et l'on s'est empressé de rechercher leur origine et leur étiologie.

La formation des eaux minérales dans les entrailles de la terre nécessite des réactions chimiques et des températures telles que la vie microbienne est impossible. Il y a donc lieu de croire que toutes les eaux minérales sont indemnes de microbes à leur origine et que celles qui renferment, à l'émergence des sources, des microorganismes pathogènes, se sont polluées dans les couches superficielles du sol et par le mélange des infiltrations pluviales ou la contamination de matières organiques en fermentation à la surface de la terre.

Nous pouvons donc conclure qu'il faut soustraire les eaux minérales naturelles à la contamination et que les moyens perfectionnés de captage aseptique et les mesures légales de la protection des sources dans le sol et sur le sol s'imposent, si l'on ne veut pas s'exposer à perdre tous les avantages de cette merveilleuse médication dont la nature nous a dotés et que l'industrialisme outré, l'insouciance des pouvoirs et l'ignorance du public compromettent trop souvent.

Ce n'est donc pas de la stérilisation des eaux minérales qu'il faut s'occuper, mais des procédés *de captage aseptique des sources* et de leur périmètre de protection.

Les sources minérales bien captées et mises scientifiquement à l'abri de toutes les causes de pollution doivent être, à leur émergence comme à leur origine, indemnes de tous microorganismes pathogènes.

Les analyses bactériologiques des eaux minérales potables et médicinales sont nécessaires comme moyen de contrôle de leur pureté absolue.

Elles sont indispensables, parce que seules elles peuvent déterminer si une eau minérale est pure ou impure, et si elle peut être livrée à la consommation, être exempte de tout danger et rendre des services comme eau de table ou comme eau médicamenteuse.

En principe donc, toute eau de table ou médicinale naturelle qui contient des germes pathogènes ne peut pas être livrée à la consommation.

La stérilisation, quelque parfaite qu'elle puisse être, n'aurait d'autre résultat pratique que de faciliter, au profit individuel, les spéculations commerciales d'un produit de dangereuse et nuisible consommation. Mais ce qu'il importe et ce qu'il faut surveiller, réglementer et exiger, *c'est le captage des sources et l'embouteillage aseptique* des eaux minérales potables et médicinales, livrées au commerce et à la consommation.

La stérilisation des eaux minérales naturelles ne peut être que nuisible à leurs propriétés et à leurs effets physiologiques et thérapeutiques.

Les expériences ont démontré que les eaux minérales artificielles, quelque bien fabriquées et stérilisées qu'elles puissent être, n'ont point les mêmes propriétés, ni les mêmes effets thérapeutiques que les eaux similaires naturelles prises à leurs sources. Jamais on ne pourra créer artificiellement des eaux minérales de Vals, de Vichy, de Royat, de Spa, d'Ems, etc., absolument identiques aux eaux naturelles de ces villes thermales. Cela se comprend aisément, puisqu'il en est des eaux naturelles comme de la cellule vivante dont on ignore encore l'état synthétique au point de vue physique, chimique et vital.

Il est même établi par l'expérience, qu'une eau minérale naturelle, embouteillée suivant toutes les règles de l'art et de la science et livrée à la consommation pour l'usage médical, a perdu beaucoup de ses qualités et de ses propriétés médicinales. C'est pourquoi les médecins *hydrologistes* qualifient d'*eaux vivantes* les eaux consommées à la source et d'*eaux mortes* les mêmes eaux livrées à l'exportation.

Que sera-t-il donc des eaux minérales qui auront subi les procédés de stérilisation de toute espèce, par la stérilisation chimique ou par la chaleur sous pression, à des températures de 100 à 130 degrés centigrades, par l'électricité, etc. Pourrions-nous encore répondre de l'intégrité de leur composition chimique, de l'harmonie et de la conservation intacte de leurs éléments naturels (albuminoses, métaux, zymases, sels, gaz, etc.), substances actives, connues ou inconnues, qu'elles renferment naturellement ?

Sous l'influence de tous ces moyens de stérilisation, que deviendra *l'état ionique* des éléments constitutifs des eaux minérales, auquel on attribue aujourd'hui une si grande importance ? N'est-il pas à craindre que la stérilisation des eaux ne les rende *médicalement stériles* ?

La stérilisation des eaux par la chaleur, la vapeur sèche, par l'ozone, par l'électricité, etc., trouble l'organisation ionique, intime, intrinsèque de ces eaux et enlève ou change leurs propriétés physiologiques et thérapeutiques ; Raulin a démontré expérimentalement qu'il suffit de retirer ou de diminuer la dose, même d'un seul des composés chimiques du liquide de culture qui porte son nom, pour changer ou détruire les propriétés de ce liquide relativement à la vitalité et à la virulence des microbes qui y sont cultivés. Ne doit-il pas en être de même de l'action des eaux minérales sur la cellule vivante ? N'est-il pas établi par l'expérience combien des doses journalières minimes (quelques centigrammes) de sel, de fer, de soude, de chaux, de silice, etc., en plus ou en moins, influent sur la nutrition et l'économie vivante ? Les effets des eaux oligométalliques et silicatées sur l'osmose, la nutrition cellulaire et les fermentations, ne sont-ils pas remarquables ? Les chimistes ne savent-ils pas combien la composition chimique, synthétique des eaux minérales varie d'après les degrés différents de chaleur ou de refroidissement auxquels on les soumet ?

N'est-on pas autorisé à admettre que les eaux minérales, pour conserver intégralement leurs propriétés, doivent être employées à la source et ne subir aucune manipulation, ni stérilisation spéciale et que seule la stérilisation des récipients et des bouteilles destinés à leur exportation doit être pratiquée avec le plus grand soin.

D'ailleurs, une eau minérale ou potable dont l'analyse révèle la présence de bacilles pathogènes doit être sevèrement bannie de la consommation et du commerce ; ne ferait-elle pas une concurrence déloyale et dangereuse aux eaux minérales de bonne qualité ? Je conclus : que la stérilisation des eaux minérales n'a aucune utilité ; que toutes les eaux contaminées doivent être interdites à la consommation ; que si l'analyse bactériologique décèle la présence de microbes pathogènes dans une eau potable ou médicinale, il y a urgence de rechercher les causes de cette pollution ; de faire exécuter les travaux nécessaires de captage pour empêcher cette pollution, et que si les procédés de captage aseptique perfectionnés sont insuffisants et incapables de rendre l'eau minérale indemne de tous germes pathogènes, les pouvoirs publics doivent interdire l'usage et le commerce de cette eau dans l'intérêt de l'hygiène et de la santé publique.

A la Côte d'Azur

Notes et impressions de voyage.

Je viens de rentrer d'un voyage de trois mois dans le midi de la France, en Corse et en Italie ; le but de mon voyage était non seulement de soigner ma santé au pays du soleil, mais d'y étudier la climatologie et l'hydrologie médicales des radieuses stations de la Côte d'Azur.

J'ai été émerveillé de l'activité qu'on déploie partout et de l'enthousiasme dont sont animés unanimement les pouvoirs publics, les hôteliers, les médecins, les habitants de toutes classes et de toutes professions, pour la création et la modernisation hygiénique et pratique des stations climatiques et des villes d'eaux, afin de retenir le plus longtemps possible et d'attirer la foule des étrangers, des touristes et des curistes à la Côte d'Azur.

Les anciens hôtels qui, il y a quinze ans, laissaient beaucoup à désirer tant sous le rapport du confort que de l'hygiène, se sont complètement transformés sur tout le splendide littoral de la Méditerranée ; de grands hôtels, des gratte-ciel, véritables palais luxueux *à cinq et six étages* (ce qui est regrettable et nuit à l'esthétique des villes), se sont élevés grandioses partout, sur les hauteurs qui dominent la région : à Tamaris, à Saint-Raphaël, à Cannes, à Nice, à Bordighera, etc. Partout, depuis Tamaris jusque Gênes, des hôtels grandioses, des pensions de famille, des châteaux somptueux et de coquettes villas modestes s'étalent élégamment au milieu de parcs ravissants de végétation et de jardins délicieux.

Dans presque toutes les petites localités maritimes qui longent les bords de la mer bleue, on a créé dans les parcs et les bois d'oliviers des hôtels de villégiature entourés de jolis jardins où les mimosas à fleurs d'or, les eucalyptus gigantesques, les orangers, les citronniers, les lauriers aux centuples variétés, répandent sous les rayons de soleil et dans la brise de la mer, leurs parfums mêlés aux émanations des essences des roses, des lilas, des héliotropes, des jasmins, des œillets, des iris, des violettes, des résédas, et de mille autres fleurs ravissantes de végétation et de coloris, croissant sous les palmiers gigantesques.

L'art de créer des villas entourées de jardins semble avoir dans le midi de la France atteint la perfection de la beauté et de l'hygiène ; et c'est par centaines que s'élèvent autour des grandes villes du midi, dans le cadre des forêts, sur les versants de la montagne, le le long des avenues et des boulevards larges et bordés d'arbres majestueux, des hôtels, des pensions de famille, des châteaux somptueux et des villas charmantes, coquettes même chez les plus modestes.

On peut dire que depuis dix ans surtout, le midi de la France, qui autrefois laissait beaucoup à désirer pour les villégiateurs, s'est transformé en un merveilleux Eden, en un paradis terrestre, où grâce aux nombreuses lignes de tramways, vous transportant à la montagne et à plusieurs kilomètres de la ville (pour dix ou quinze centimes), la villégiature est devenue démocratique et à la portée de toutes les conditions de profession et de fortune.

Quel agrément pour l'étranger d'habiter le midi, d'y goûter les bienfaits d'un climat sans pareil, d'y puiser sous les rayons du soleil et la brise fortifiante de la mer Méditerranée, les effluves radiantes qui donnent la vigueur et la santé, si compromises hélas ! par ce siècle de surexcitation perpétuelle et de surmenage des plaisirs et du travail ! Quel plaisir de se trouver au milieu d'une nation accueillante, d'un peuple poli, affable, instruit, bien éduqué, d'une honnêteté et d'une serviabilité sans pareilles ! Le Français, à quelque parti qu'il appartienne, a pour idéal la France, qu'il veut belle, libre, grande et prospère ! Voilà pourquoi le patriotisme français est sans bornes et à toute épreuve. Voilà aussi pourquoi le Français est le peuple le mieux éduqué et le plus honnête, parce qu'il a la conscience du beau et du bien pour son pays, et que cette conscience s'étend à l'humanité tout entière.

Que d'exemples à suivre, pour nos *petits Belges*, citoyens du plus riche pays du monde, mais qui, à cause de notre esprit *politicailleur*, de nos idées étroites, de notre caractère individualiste et égoïste, trop souvent jaloux et envieux du bien-être ou de la science du voisin, étouffons les plus belles idées, les plus généreuses initiatives et *ne savons pas considérer avant tout l'intérêt général et la prospérité du pays, dont chacun, quels que soient les sacrifices à s'imposer, retirerait les plus grands avantages dans un avenir prochain et assuré !*

Voilà pourquoi la Belgique est à la queue des nations civilisées pour l'instruction, l'éducation, la politique scientifique et sociale. Les partis, même les professionnels, se déchirent entre eux, parce que l'intérêt social et économique du pays ne les intéresse nullement et leur porte individuellement ombrage ! L'anarchique devise : *après moi la fin du monde*, est le dogme du petit Belge, apôtre du « Je m'enfoutisme ».

N'est-il pas triste, déplorable de voir que personne en Belgique, et que nos sénateurs, nos représentants,

nos députés provinciaux ne s'intéressent pas plus que
notre gouvernement, à la renaissance et la prospérité
de nos belles villes d'eaux, Ostende et Spa, et de nos
stations climatiques de la Campine et du littoral ? Personne ne veut comprendre que si, par les efforts combinés du gouvernement et des représentants des
pouvoirs publics, du pays, et par leur coopération
financière, même à coup de millions, les villes d'eaux
de Spa et d'Ostende étaient dotées d'installations balnéaires et hydrothérapiques modernes et *d'hôtels
exploités scientifiquement*, ces villes atteindraient en
peu d'années une population regnicole de cent mille
habitants, et que la foule des étrangers qui viendraient
y faire la cure pendant six mois de l'année, grâce aux
Palais des Thermes, aux hôtels avec hall, chauffage
central, aux casinos et aux théâtres, aux sports et aux
distractions artistiques et esthétiques, donneraient à la
Belgique entière une prospérité et une fortune assurée
et toujours progressivement plus grande, dont jouissent les autres nations. *Mais pour cela, il faut l'union,
la coopération de tous les Belges à la prospérité nationale,* sans cela rien à faire (*niente da fare*, dit le savetier
italien !)

Voilà pourquoi il importe que tous les médecins, les
pharmaciens, les intellectuels de toutes classes et de
toutes professions fassent partie de la Société d'Hydrologie et de Climatologie médicales de Belgique, qui a
été fondée dans le but d'initier et d'instruire le public
au bien-être des cures d'eaux et d'air, dans l'intérêt de
la vigueur corporelle et intellectuelle de chacun, et de
la prospérité du pays par l'exploitation scientifique et
pratique de nos stations climatiques et de nos villes
d'eaux, Ostende et Spa, Genval et Chevron.

La Société Belge d'Hydrologie et de Climatologie

médicales, par ses comités régionaux, a pour but d'étudier et de faire valoir les richesses de notre climat et du sol, tant négligées et ignorées, richesses qui font à l'étranger la fortune des pays qui les exploitent rationnellement. Voilà pourquoi il est de l'intérêt de tous les Belges intelligents et désireux de s'instruire dans cette nouvelle branche de l'activité nationale, industrielle et commerciale, de faire partie de la Société d'Hydrologie et de Climatologie de Belgique, dont le siège est à la Maison des Médecins, Grand'Place, et le Secrétariat général, 25, rue de la Sablonnière, à Bruxelles.

Bruxelles, 3 juin 1911.

Dr Jules Félix.

A Baden-Baden

Notes et impressions de voyage.

L'orage gronde dans les hautes forêts, loin de Baden-Baden, toujours préservée par les grands sapins de la Forêt-Noire, qui lui servent de *paratonnerres* ; une pluie, qui grossit les torrents et qui réjouit·les plantes et les arbres mourant de soif et de chaleur, répand ses ondées bienfaisantes et délicieuses pour les hommes, les animaux et la végétation ! Oh ! qu'il fait bon ! et qu'on aurait du plaisir à se laisser mouiller, si l'on n'avait pas ici le grand avantage de consacrer la matinée à l'admirable cure d'eau thermale, dans un Palais des Thermes incomparable et inconnu ailleurs, où tout est réglé par le médecin inspecteur, chef des services balnéaires, hydrothérapiques, électro et mécanicothérapiques, etc., conseiller intime du grand-duc de Bade, qui, tous les jours, est aux bains de 8 à 11 h., pour faire son service et recevoir les baigneurs.

Je suis très satisfait et heureux d'avoir entrepris mon voyage en Engadine, en Suisse et en Allemagne ; j'avais séjourné à Baden-Baden il y a dix-huit ans, pour la dernière fois ; j'avais déjà alors été enchanté de Baden-Baden ; mais aujourd'hui tout est changé, transformé encore !... Nous sommes émerveillés de voir la féerie des promenades qui s'étendent maintenant à plusieurs kilomètres de la ville, jusqu'aux montagnes et aux forêts séculaires, par la splendide *vallée de la lumière* (Lichtental) qu'en 1909 la Ville a achetée à prix d'or avec tous ses domaines qu'elle a transformés en un eden-jardin immense et de toute beauté. C'est là que la ville de Baden-Baden, qui administre tout cela elle-même *et en régie*, a ménagé les emplacements des jeux sportifs, tennis, tirs, etc. etc. qui rapportent énormément parce qu'ils sont envahis toute l'année par la foule des étrangers et la société aristocratique et cosmopolite du monde entier.

Autour du Kurhaus et de la Trinkhall, en style grec, qui a une colonnade de 81 mètres de longueur, où s'abritent en tout temps la foule des buveurs d'eau minérale, qu'ils digèrent au son d'un excellent orchestre, dès le matin à 7 heures et l'après-midi et le soir, il y a les sompteux et immenses parcs, *réservés aux curistes et au public* qui cherchent dans le calme et la poésie de la belle nature la tranquillité, le repos et la douce quiétude si nécessaires, même indispensables aux malades, aux convalescents, aux nerveux et aux surmenés du travail et des plaisirs !

Ce qui fait la réputation, la vogue et la fortune de Baden-Baden, c'est la séparation complète de la ville d'eaux et des thermes, de la ville de luxe et des plaisirs.

Les thermes et la ville d'eaux appartiennent au gouvernement grand-ducal qui l'administre et la dirige *en régie* et à laquelle il consacre chaque année 35o,ooo fr., pour l'amélioration constante des institutions balnéaires et physico-thérapiques.

L'administation communale se réserve tout ce qui concerne la ville elle-même ; les promenades, où il n'y a ni poussière, ni boue, ni papiers, ni feuilles ; les théâtres, les courses, les jeux et les sports. La ville jouit pour cela du produit de la cure-taxe, qui rapporte en moyenne 3oo,ouo marks par an ; ainsi que du rapport des sports, etc. Tout est si bien entretenu, classé, tarifé qu'il n'y pas place pour les petits et grands carottiers qui désolent les villes d'ailleurs et font fuire les baigneurs. Les voitures de louage sont aussi belles et les cochers aussi bien stylés que dans les meilleures maisons de maître.

Je vous assure que Baden-Baden est la plus belle ville d'eaux du monde et la mieux organisée scientifiquement et pratiquement. Voilà la raison de sa fortune toujours croissante et définitivement assurée.

Tout le monde à Baden-Baden a l'idéal de faire beau, grand, esthétique et de satisfaire de plus en plus les étrangers petits et grands, même les plus exigeants et les plus difficiles. Partout dans les hôtels, même dans les pensions à bon marché, règnent la propreté et l'ordre parfait, et le personnel est admirablement bien éduqué, quoiqu'il y ait peu de domestiques français : des allemands et des suisses.

Il y a tout à apprendre en étudiant Baden-Baden pour la création du Palais des Thermes à Ostende et d'Ostende thermale. C'est une grosse et importante affaire à étudier et à mettre sur pied, et *l'administration*

*communale d'Ostende et le Gouvernement commet-
traient la plus grave des fautes en allant se lier les
mains par des concessions et des monopoles donnés à
n'importe qui, avant que le Palais des Thermes et la
station de cure ne soient définitivement créés et outillés
complètement. Ce serait un crime causant la ruine
d'Ostende de procéder autrement.*

Quant aux grands hôteliers, il est inutile de s'en
occuper; ils seront les premiers à ouvrir leurs hôtels
quand il viendra du monde en automne et au printemps, même en hiver.

Mais la fortune d'Ostende thermale dépend de l'*emplacement du palais des bains,* qui, dans l'intérêt de la
ville et aussi des curistes, *ne peut être ailleurs que dans
le parc Léopold où sont les sources artésiennes* (ce qui
est un grand avantage) où les curistes seront à l'abri
des vents et des courants d'air de la plage, si nuisibles
et si fréquents en automne et au printemps.

Le projet de M. de Smet de Naeyer, *au troisième
bassin,* devrait être complété par la transformation du
deuxième bassin, à la gare, en *parcs et jardins splendides,* et *reliés au parc Léopold,* par la transformation
de l'emplacement. de l'usine à gaz et l'expropriation
des maisons de la rue Euphrosine-Beernaert, qui sont
devant le parc Léopold.

Alors vous aurez le centre de la ville d'Ostende qui
acquerra une plus-value immense, en faisant disparaître
les immondes quartiers du vieux port et de la gare. En
dix ans la ville d'Ostende doublera sa population et
les revenus communaux, provinciaux et de l'État augmenteront tellement par la foule des étrangers et des
curistes séjournant toute l'année, et par la plus-value
des immeubles, qu'ils compenseront largement les
frais assez considérables inhérents aux installations

thermo-thérapeutiques, à celles des hôtels modernes, des pensions, etc., qui produiront des millions et des millions apportés chaque année par les étrangers.

Voilà ce que les Suisses et les Allemands ont compris, *depuis la suppression des jeux seulement*, et c'est à cela qu'ils doivent la richesse, la fortune, en échange du bien-être, de la vigueur et de la santé que procurent les cures d'eaux et d'air scientifiquement et pratiquement ordonnées et suivies.

Voilà ce qu'il faut faire à Ostende, en dehors de tout esprit individualiste, politique et capitaliste étroit et égoïste, ce qui est la peste en Belgique.

Je ne puis passer sous silence la fondation à Lausanne d'une université hôtelière. Cette école internationale, scientifique et professionnelle hôtelière est destinée à faire des hôteliers instruits dans la science et l'art de l'hôtellerie, dont la profession en Suisse est des plus considérées. En effet, l'hôtelier doit être une véritable *encyclopédie sociale*. Il doit savoir toutes les langues ; il doit posséder des connaissances théoriques et pratiques sur tout ce qui constitue la vie sociale et internationale. L'Université hôtelière était donc une absolue nécessité. C'est ce que les Suisses ont compris et les Belges feraient bien d'y envoyer leurs fils afin de pouvoir doter notre pays, si pittoresque et si varié, depuis notre splendide littoral jusqu'à nos Ardennes, d'hôtelleries modernes, dirigées par ces hommes instruits et de parfaite éducation et connaissant l'art du métier.

Je termine en publiant le rapport sur l'industrie hôtelière en Suisse, rapport aussi instructif qu'intéressant, et comme conclusion pratique, pour l'honneur et la prospérité de notre chère Belgique, j'y ajoute mon étude sur l'*Avenir des villes d'eaux et la Société*

d'hydrologie et de climatologie médicales de Belgique.
Mon seul but en publiant ces documents, *c'est d'être utile*, parce que, même dans la vieillesse, chaque citoyen a pour devoir de *servir son pays*, le mieux possible et autant qu'il le peut.

Baden-Baden, 15 septembre 1911.

Dr JULES FÉLIX.

La situation de l'industrie hôtelière
en Suisse

A l'occasion du vingt-cinquième anniversaire de sa fondation, la « Société suisse des hôteliers » a chargé son bureau central de publier un travail statistique et documentaire très complet sur la situation de l'industrie hôtelière en Suisse et ses progrès depuis un quart de siècle.

Ces documents sont d'un trop haut intérêt pour que nous hésitions à faire de larges emprunts à cette intéressante publication. On y puisera le sentiment de ce que peuvent produire la solidarité bien entendue et le groupement judicieux des efforts.

C'est grâce à ces efforts combinés et à cette action collective et disciplinée que le nombre des hôtels destinés au tourisme s'est accru en Suisse d'une manière inouïe durant ces 25 dernières années. Les nouveaux hôtels ont poussé comme des champignons partout et chaque année on a fondé de nouveaux établissements et l'on en fonde encore toujours.

En 1880, il y avait dans toute la Suisse 1002 hôtels destinés au tourisme, avec 38,317 lits; 14 ans plus tard, il y avait 1693 hôtels, donc une augmentation de

70 p.c., tandis que pour le même laps de temps, l'augmentation des lits n'était que de 52 °/o avec 88,634 lits. Durant la décade suivante, les hôtels atteignirent le chiffre de *1904*, ce qui représente une augmentation de 93 °/o vis-à-vis de 1880, et de 15 °/o vis-à-vis de 1894. Le nombre de lits augmenta de 1880 à 1894 de 60 °/o et de 1880 à 1905 d'environ 114 °/o. De 1894 à 1905, l'augmentation fut de 39 °/o. Si donc, dans la période de 1880 à 1894, l'accroissement du nombre des hôtels a été plus fort en proportion, dans la période suivante, c'est le contraire qui est arrivé. L'accroissement du nombre de lits fut plus grand, ce que l'on peut considérer comme un bon signe, car cela indique que les établissements existants ont été agrandis, et il faut remarquer que dans l'énumération des hôtels et des lits, on a éliminé les hôtels, pensions et établissements sanitaires destinés au mouvement local. .

En comptant ceux-ci, il faudrait augmenter les chiffres ci-dessus de 300 établissements au moins.

Parmi les 1924 hôtels existants en 1905, 1112, c'est-à-dire 58 °/o ont de 10-50 lits; 534 hôtels, c'est-à-dire 27 °/o ont de 50-100 lits; 205, c'est-à-dire 12,5 °/o en ont de 101 à 200; 43 hôtels ont de 201 à 300 lits, ce qui représente 2,5 °/o et enfin 20 établissements ont de 301 à 500 lits et forment un peu plus de 10 °/o du chiffre total.

A notre sens, l'accroissement incroyable du nombre de lits, constitue le témoignage le plus frappant du développement du toujours grandissant mouvement des étrangers en Suisse. Tandis que le nombre d'hôtels a doublé de 1880 à 1905, le nombre de lits a triplé. C'est ce qui explique aussi que la moyenne des lits est en 1905 de 64 °/o, tandis qu'en 1894, elle était encore de 52 °/o.

Une seconde partie du travail de la Société des hôteliers envisage la question du personnel et des bénéfices dont l'industrie hôtelière est la résultante dans la région.

Ce n'est pas le côté le moins intéressant de ce document.

On entend souvent dire que le mouvement des étrangers, malgré son grand fonds de roulement, ses beaux bénéfices bruts et le capital énorme qu'il demande, ne fait faire de bonnes affaires qu'à un nombre restreint de personnes, et n'enrichit que les propriétaires d'hôtels de tout premier ordre. *Cependant, il est facile de prouver par la statistique que l'argent que le mouvement des étrangers apporte en Suisse, se répartit dans toutes les classes de la population et que l'industrie hôtelière nourrit un très grand nombre de personnes.*

En 1880, les hôtels suisses destinés au mouvement des étrangers occupaient 16,022 personnes des deux sexes. En 1894, le nombre des employés augmente de 7,975 personnes, c'est-à-dire le personnel employé dans nos hôtels se portait à 23,972, tandis que le nombre des hôtels augmentait de 691. Sur les 23,972 employés, 11,340 étaient engagés à l'année et 12,657 étaient dans des hôtels de saison. Durant la décade suivante, l'armée des employés d'hôtels s'accrût de 10,000 personnes, ce qui fait un total de 33,840 employés des deux sexes. 14,252 personnes ou les 42,5 % travaillaient dans des hôtels ouverts toute l'année et 19,228 personnes ou 57,5 % dans des hôtels de saison ; il y avait 13,392 employés et 20,088 employées. Cette grande différence provient des hôtels de saison où l'élément féminin est représenté en bien plus grande proportion, car ici nous trouvons 12,555 femmes sur 6,673 hommes. Ces maisons emploient donc deux fois autant d'employées que d'employés, tandis que dans les hôtels ouverts toute l'année, la différence est bien moins grande, puisqu'ils occupent 6719 hommes et 7533 femmes.

On peut indiquer encore toute une suite de nombres proportionnels qui éclairent bien la question des employés. Ainsi en 1894, sur 100 lits, l'on comptait 13,5 employés et 13,5 employées. L'enquête de 1905 montre qu'actuellement sur 100 lits, il y a 10,8 employés et 16,2 employées. L'élément féminin a donc augmenté sensiblement. Autre comparaison : En 1880, il y avait sur un employé 3,63 lits, en 1894, 3,69 et en 1905, 3,71 lits. On voit donc que dans l'industrie hôtelière comme ailleurs, les exigences ont augmenté. Le client demande plus de confort, plus de service. Malgré les machines qui remplacent aujourd'hui le travail à la main et les innovations dues aux dernières découvertes de la science, l'employé est obligé de fournir une plus grande somme de travail que son collègue, il y a 10 ou 25 ans. Mais leur rémunération s'est accrue dans une proportion corrélative beaucoup plus forte.

Ainsi en 1894, le compte des employés portait 16,080,000 francs ; là-dessus il y avait 8,756,000 francs pour les salaires et les gratifications et 7,324,000 francs pour l'entretien et le logement. Onze ans plus tard, ces sommes avaient beaucoup augmenté, vu l'accroissement du nombre des employés. En 1905, les hôteliers ont dépensé 16,245,000 francs pour les salaires et gratifications et 10,723,000 francs pour l'entretien et le logement ; au total 26,968,000 francs.

Les frais de l'entretien de l'employé représentant une partie de ses appointements, l'on peut dire que l'employé à l'année gagne en moyenne 1,432 francs par an et l'employé de saison, la saison comptée à

100 jours, 342 fr. Il ne faut pas oublier qu'à cela viennent s'ajouter les pourboires qui dépassent de beaucoup le salaire proprement dit, pour la majorité des employés.

Il reste à envisager le côté si important de l'utilité générale, en établissant le coefficient de prospérité et d'activité rémunératrice que l'industrie hôtelière représente dans le total de la richesse industrielle d'un pays.

En attendant, il faut féliciter une fois de plus nos collègues suisses de cette application nouvelle des méthodes scientifiques à leur industrie, et souhaiter de voir l'industrie hôtelière belge suivre de plus en plus ce fructueux exemple.

Groupe interparlementaire des villes d'eaux de la France.

Rapport de M. le sénateur Astier.

Depuis quelques années l'effort et l'activité qui règnent en France pour la modernisation scientifique et pratique de l'exploitation des villes d'eaux et des stations climatiques sont aussi admirables qu'extraordinaires, et nous ferions bien en Belgique d'imiter cet exemple de l'élan national qui assurera à la France une source de prospérité nouvelle et de richesses incalculables.

Il existe en France cinquante-neuf départements, qui possèdent des stations thermales et climatiques variées, exploitées ou exploitables, et qui groupent 379 députés et 185 sénateurs, qui tous ont intérêt à faire fructifier par une exploitation scientifique et pratique cette nouvelle branche d'industrie nationale, qui procure à l'Allemagne et à la Suisse des revenus considérables par l'affluence et le séjour des étrangers.

Le sénateur de l'Ardèche, M. M. Astier, a pris l'initiative de créer en France *Le groupe interparlementaire des villes d'eaux*, dans le même but que se sont proposé les créateurs de la *Société d'hydrologie et de climatologie médicales de Belgique*, dont la prochaine assemblée aura lieu le 9 juillet, à 10 1/2 heures, à l'hôtel de ville d'Ostende, et dont l'ordre du jour présente l'intéressante proposition du docteur Wybauw :

« *Création d'une commission gouvernementale des*
» *Eaux minérales et de la protection des sources en*
» *Belgique.* »

Voici les conclusions du remarquable rapport du sénateur français, M. Astier, dont la lecture pourra, espérons-le, contribuer à stimuler le zèle de nos concitoyens et surtout des représentants des pouvoirs publics : Ministres, sénateurs, députés, conseillers provinciaux et communaux, et les engagera, *en dehors et au-dessus de tout esprit de parti politique*, à étudier sérieusement et à favoriser efficacement le développement scientifique de nos belles stations hydrominérales et climatiques, Ostende et Spa, dont la prospérité par la foule des étrangers et des curistes, venant chaque année y faire *un séjour prolongé de cure d'eaux, d'air et d'agrément*, deviendrait une des sources les plus considérables de la richesse du pays ; car, il faut que tout le monde le sache, une ville d'eaux médicinales prospère augmente considérablement le commerce, l'industrie et la fortune de tous les habitants du pays. En effet, la foule des étrangers qui séjournent en moyenne *un mois pour faire la cure* nécessite la fabrication de tous les produits nécessaires, indispensables à l'existence, et le commerce, comme la fabrication de ces multiples produits, augmente la prospérité de tous les Belges qui les fabriquent ou qui les fournissent. Voilà ce qu'on perd généralement de vue, et cette ignorance fait qu'on se désintéresse complètement en Belgique d'une des sources les plus productives de la richesse nationale !

Rapport de M. Astier, sénateur de l'Ardèche. — *Conclusions :* 1º Depuis vingt ans, toutes les associations (médecins, propriétaires d'eaux minérales, etc.), intéressées à l'industrie thermale, ont cherché à démontrer l'infériorité de l'exploitation *de la cure*, soit thermale, soit climatique, dans notre pays.

2º Tous les congrès d'hydrologie qui se sont succédé, depuis quinze ans, ont signalé l'étrange lacune qui existe dans l'enseignement médical officiel. Paris ne possède pas de *chaire d'Hydrologie*, quand les Universités étrangères importantes en sont toutes pourvues.

3º Tel était l'état de la question, quand, en 1909, par une série d'articles depuis réunis en volume (1), le docteur Bardet montrait d'une façon saisissante le succès triomphal de l'hydrologie et de la climatologie allemandes.

4º La statistique prouve que les établissements de cure rapportent au commerce allemand *un demi-millard* par an, sans compter les dépenses d'hôtels faites par le baigneur. En France, la recette est extraordinairement au-dessous de pareil chiffre.

5º Cette production de richesse, si nous le voulons,

(1) *Aux stations minérales d'Allemagne et de Bohême, Impressions d'un voyage d'étude* par G. Bardet. O. Doin, éditeur, 8, place de l'Odéon.

peut être obtenue en France, car nous possédons sur le terrain hydrologique et climatique des ressources supérieures à celles de l'Allemagne. Pour cela, il suffit de faire ce qui a été réalisé par nos voisins : l'enseignement de l'hydrologie.

6° En effet, quand le médecin français, et, ce qui est plus grave, le médecin étranger, sortent de nos Universités complètement ignorants de nos richesses minérales, le médecin allemand et les étrangers, instruits en Allemagne, ont entendu, dans chaque Université, un cours complet, fait pour exalter les avantages des stations allemandes. Il ne faut pas chercher ailleurs la cause du succès des stations étrangères depuis vingt ans.

7° Pour aller au plus court, les Syndicats des stations thermales et climatiques s'engagent à faire, pendant dix ans, les frais de la création d'une chaire d'hydrologie à la faculté de médecine de Paris. Plus tard, la situation sera réglée au moyen des ressources fournies par la cure-taxe, quand elle aura été organisée. Cet engagement, les intéressés le prennent dans l'espoir que la personne chargée de cet enseignement sera un hydrologue compétent, désigné aux yeux de tous, *par des travaux antérieurs* et non pas un simple fonctionnaire pourvu de titres pédagogiques.

8° Frappés de ces faits irréfutables, tous les intéressés n'ont pas hésité à faire une active propagande pour réparer le mal qui a été causé par une indifférence trop prolongée des pouvoirs publics.

9° Il ne s'agit pas là, en effet, d'un intérêt particulier, mais d'une fondation qui a pour but de créer, en France, de la richesse : c'est donc bien un *intérêt national* qui est en jeu et, devant cet intérêt général, tous les intérêts de groupes et de personnes doivent s'incliner.

10° Tous les intéressés espèrent que les pouvoirs publics devront prendre les dispositions nécessaires pour amener enfin l'essor de nos stations et leur permettre de se développer, comme l'ont fait, par les mêmes moyens, les stations allemandes et autrichiennes, comme vont le faire, demain, les stations italiennes, en train de s'organiser sur le modèle allemand. Il ne faut pas que, par une routine universitaire regrettable, comme cela a lieu depuis quinze ans, la France se trouve plus longtemps dans une situation d'infériorité attristante vis-à-vis de ses voisines.

Le sénateur Astier termine ces conclusions par ces lignes :

« Tous les départements sont intéressés très sérieuse-
» ment à ce que l'industrie thermale ou de cure prenne
» en France un développement aussi considérable que
» celui pris par les stations similaires en Allemagne,
» depuis seulement trente ans. *Or, les faits démontrent*
» *que, pour arriver à ce résultat, le Gouvernement*
» *allemand n'a eu qu'à organiser l'enseignement de*
» *l'hydrologie dans les Universités.* »

Les fondateurs *de la société d'hydrologie et de climatologie médicales de Belgique* ont pensé que si l'enseignement universitaire de l'hydrologie et de la climatologie médicales était indispensable dans les facultés de médecine, il était nécessaire d'instruire le public et de l'initier non seulement à l'importance des cures d'eaux et d'air, pour la guérison des maladies chroniques, si fréquentes aujourd'hui, mais encore, et principalement, de lui faire connaître le mécanisme de ces cures, les règles essentielles d'hygiène et de thérapeutique qu'il faut suivre, sous la direction du médecin traitant, afin d'éviter les accidents d'une cure mal faite, et pour recueillir tous les avantages que ces cures donnent non seulement aux malades, mais encore aux convalescents, aux surmenés du travail et des plaisirs, dans toutes les classes de l'activité professionnelle, et la toute puissance (hélas trop méconnue) que les cures d'eaux et d'air, associées au régime diététique, ont de changer et de modifier les tempéraments et les constitutions les plus débiles et les plus mauvaises, même l'hérédité pathologique.

Voilà pourquoi nous avons fondé la société d'hydrologie et de climatologie médicales de Belgique, dont le secrétariat général, où l'on peut s'inscrire et obtenir tous les renseignements, est rue de la Sablonnière, 25, à Bruxelles.

Voilà pourquoi devraient en faire partie toutes les personnes qui s'intéressent à l'hygiène publique et privée, bases de la santé et de la vigueur du peuple et la source intarissable de la prospérité morale et économique de la nation.

L'avenir des stations minérales, des villes d'eaux et la Société d'hydrologie et de climatologie médicales de Belgique.

Le XIXe siècle a été le plus brillant des siècles par ses découvertes scientifiques, d'après la méthode positive et expérimentale, le *seul critérium de la vraie science*, et par l'application de ces découvertes à toutes les branches de l'activité humaine : à l'industrie, au commerce, à l'art, à l'hygiène publique et privée, à la sociologie, cette science nouvelle, qui comme la *plasmogénie*, résume, synthétise et concentre toutes les sciences pour le progrès international, pour la prospérité des nations, pour le bonheur des peuples et la paix universelle.

Les travaux et les découvertes récentes des savants : chimistes, physiciens, plasmogénistes, géologues, hydrologues, hygiénistes, médecins, astronomes et météorologistes, ont pénétré beaucoup plus loin dans le domaine de l'inconnu et de l'incognoscible qu'on n'y était parvenu dans tous les siècles précédents et ont pu expliquer d'une façon positive le mécanisme et la raison d'être des phénomènes de la nature et des lois qui régissent fatalement et éternellement l'univers.

Parmi ces nombreuses découvertes, il n'en est point de plus intéressantes, ni de plus utiles, que celles qui nous ont révélé et expliqué positivement et expérimentalement l'action physiologique et curative des eaux minérales naturelles, et des cures d'eaux et d'air dans les différents climats.

Les Romains étaient passés maîtres dans l'application pratique des cures d'eaux et d'air. L'eau et l'air, pour les Romains, constituaient la base de la médecine et de l'hygiène pratique. Leur passage de conquérants, aussi bien en Afrique qu'en Europe, fut sillonné de stations balnéaires et climatiques, destinées à leurs armées coloniales, et puis devenues stations de cures d'eaux et d'air pour toutes les classes de la société. C'est ainsi qu'on découvre encore aujourd'hui dans les fouilles et dans les travaux de terrassements pour canaux, chemins de fer, exploitations de mines, etc., partout, des vestiges de stations thermales et de bains romains, en France, en Algérie, en Tunisie, en Italie, même en Belgique (à Tongres et à Spa).

L'invasion des barbares détruisit les palais et les villes d'eaux établis par les Romains, et le moyen-âge se désintéressa entièrement des cures d'eaux et d'air, même de l'hygiène, qui sont les sources précieuses de la vie et de la santé, bases fondamentales de la puissance des peuples et de la prospérité des nations par la science et le travail.

Si, depuis ces temps modernes, les nations européennes, et particulièrement la Suisse, l'Allemagne, la France, l'Italie, l'Espagne, l'Autriche-Hongrie, même la Russie, la Roumanie et l'Égypte, ont rétabli la vogue des cures d'eaux et d'air et ont créé un nombre considérable de villes balnéaires et de stations thermales et climatiques, qui attirent chaque année un grand nombre d'étrangers pour y séjourner et de malades pour y guérir, il est regrettable de constater que la Belgique continue à se désintéresser complètement de cette question vitale et économique, et que notre beau pays laisse se ruiner et abandonne dans la plus misérable indifférence les richesses climatiques et minérales de notre beau littoral et de nos si pittoresques Ardennes ! Ostende, la Reine des Plages, devrait avoir *un merveilleux Palais des Thermes* (qu'il ne faut pas confondre avec un vulgaire établissement de bains, si beau soit-il), où la foule des étrangers viendrait chaque année, au printemps et à l'automne, faire la cure marine, la cure d'eaux minérales naturelles artésiennes, cures complétées par toutes les installations les plus modernes et les plus perfectionnées de la physiothérapie, de la photothérapie, de l'électrothérapie, et dont la direction et l'administration seraient confiées à des mains expérimentées. Sans *le Palais des Thermes*, avec ses buvettes élégantes pour l'eau minérale, ses bains perfectionnés, son hall et son jardin d'hiver pour abriter les curistes en cas de mauvais temps, en hiver et à l'arrière-saison, ses salons d'attente, de conversation, de lecture, etc., sans ce *merveilleux palais d'Hippocrate*, qui doit se profiler, grandiose et artistique, dans le cadre du quartier de la gare, magnifiquement transformé et modernisé, sans cela, la ville d'Ostende, même avec son Kursaal splendide, ses jeux, ses sports, sa vie mondaine, ne parviendra jamais à *avoir une saison de plus de six semaines de durée*.

Depuis plus d'un demi-siècle, la statistique prouve que, dans les villes de jeux, comme autrefois les villes allemandes, Baden-Baden, Wiesbaden, Hombourg, Nauheim, où les eaux thermales n'étaient alors *que tout à fait accessoires*, parce que *les jeux publics absorbaient tout et tout le monde*, les saisons étaient très courtes ; le séjour des étrangers venus pour les jeux et les plaisirs ne *dépassait pas dix à quinze jours en moyenne par personne* et la prospérité générale de ces villes laissait beaucoup à désirer. Cela se comprend aisément ; il suffit d'y réfléchir et de songer qu'il est impossible de faire un séjour de trois à six semaines dans une ville où l'on ne vient exclusivement que pour *mener la vie à grandes guides* ou *risquer la fortune aux jeux publics*.

En effet, quand on a fait la noce pendant huit jours, on est éreinté ou fatigué, et l'on s'en va, pour recommencer ailleurs ou pour se reposer chez soi. *Le joueur professionnel* (permettez-moi ce mot), qui ne vient que pour jouer dans l'espoir de gagner, ne fait aucune dépense, se loge misérablement, parce qu'il consacre tout son avoir au jeu, sort du cercle au matin et se couche toute la journée pour retourner au jeu le soir. Au bout de quelques jours, s'il a gagné, il s'en va et s'il a perdu tout ce qu'il avait, il s'enfuit ! La statistique prouve depuis toujours que *ces joueurs* ne séjournent jamais, en moyenne, *plus d'une dizaine de jours dans une ville de jeux* !

Si cela enrichit considérablement les tenanciers, les exploiteurs *des jeux publics*, cela n'amène aucune prospérité chez les commerçants et les habitants regnicoles de ces villes de jeux, où toujours l'exploitation rationnelle, scientifique et pratique des richesses hydrominérales et climatiques a été négligée et abandonnée.

Voilà pourquoi, à mon avis, les *jeux publics doivent être interdits*, et quand je dis : *les jeux publics* je comprends non seulement les cercles exploités dans un but exclusif de lucre par un tenancier quelconque, mais aussi les bureaux où l'on enregistre les paris aux courses, aux aéroplanes, au cyclisme, à l'automobilisme, aux combats de coqs, etc., etc. Même l'exploitation des loteries d'expositions, qui vident les petits porte-monnaie, et les agences de paris sur les hippodromes, les vélodromes, les aérodromes, etc., etc.

C'est là un champ d'exploitation dangereux et pernicieux que l'exploitation des *jeux publics* ainsi que l'a exposé d'une façon magistrale et éclatante de justice et de vérité M. le Procureur général de la Cour d'appel, dans le procès des membres du comité du *Cercle privé d'Ostende*. Il est donc bien établi, par l'expérience, que l'avenir et la prospérité des villes d'eaux et des stations minérales et climatiques ne peuvent être définitivement et sûrement assurées que par l'exploitation scientifique et pratique, au point de vue médical et hygiénique, de leurs richesses balnéaires, thermales ou climatiques. C'est là l'élément principal, essentiel pour prolonger la durée de la saison au printemps et à l'automne ; ce qui m'empêche pas, bien au contraire, de continuer les plaisirs, les attractions, les sports, etc., qui retiennent et attirent les étrangers pendant ce qu'on appelle *la grande saison* de juillet à septembre !

Mais il ne suffit point pour atteindre ce but, que le gouvernement, les pouvoirs publics, les administrations provinciales, communales, même la Chambre et le Sénat s'intéressent et contribuent financièrement à la renaissance de nos villes d'eaux et de nos stations climatiques. Il faut que le public, tout le peuple belge, tous les citoyens du pays à n'importe quelles conditions sociales ils appartiennent, apprennent et connaissent non seulement les bienfaits pour la santé et l'activité physique, intellectuelle et morale que donnent les cures d'eaux et d'air aux riches et aux travailleurs du muscle et de la pensée, mais apprécient aussi les richesses et la prospérité incalculables et toujours progressives que procurent aux villes d'eaux et au pays entier la création et l'exploitation scientifique et pratique des sources thermales naturelles et des stations climatiques de notre incomparable littoral, de la Campine pittoresque et de nos rustiques et poétiques Ardennes.

C'est pour instruire le public, l'initier à cette industrie nouvelle, si prospère et si lucrative à l'étranger, que nous avons, à quelques médecins et pharmaciens, dans un but exclusivement patriotique, créé et fondé la *Société d'hydrologie et de climatologie médicales de Belgique,* afin que tout le monde sache que le pays possède des richesses inconnues dans ses stations climatiques ; des mines d'or, de vigueur et de santé dans l'exploitation et la modernisation scientifique de nos stations thermales, hélas ! trop délaissées aujourd'hui : Ostende, Spa, Chevron, Chaudfontaine, Genval, qui, si elles étaient en France, en Suisse ou en Allemagne attireraient chaque année non seulement chez elles, mais dans tous le pays, plusieurs centaines de mille étrangers : touristes, curistes, malades, convalescents, voyageurs, etc. et procureraient au pays, aux chemins de fer, au commerce et à l'industrie la richesse, et aux populations la santé, le travail, l'aisance et la prospérité. Car une ville d'eaux fréquentée par des étrangers qui y séjournent un mois au moins, voit prospérer toutes les industries et tous les commerces : hôteliers, loueurs d'appartements et de villas, tailleurs, modistes ; artisans de tous les métiers : tapissiers, marchands de meubles, de denrées alimentaires, d'habillements, de chaussures, en un mot, toutes les branches de l'activité commerciale et industrielle, sans oublier les postes et les télégraphes. Une autre industrie thermale, qu'on a laissé tomber et qui donne des bénéfices immenses, quand elle est *montée grandement et scientifiquement, c'est l'embouteillage* et *l'exportation des eaux minérales naturelles.* Cette industrie est une des grandes sources de richesse de la France, de l'Allemagne et de l'Italie ; ces trois pays exportent chaque année pour plus de cent millions de francs d'eaux minérales naturelles.

L'exportation des eaux minérales belges, qui sont uniques au monde, surtout celles de Spa, de Chevron, d'Ostende et de Genval, pourrait en quelques années rapporter des millions au pays ; car je ne sais pas pourquoi un commerce et une industrie qui réussissent si bien à l'étranger ne prospéreraient pas en Belgique, si le Belge voulait se mettre à y travailler sérieusement et grandement ; d'autant plus que nos eaux minérales de Spa. d'Ostende, de Chevron, de Genval sont des eaux sans pareilles pour l'exportation, et nous avons des verreries et des fabricants de caisses d'emballage dans le pays, qui nous fourniraient *tous les éléments de l'exportation des eaux minérales naturelles belges dans des conditions industrielles et commerciales très avan-*

tageuses. Quant aux capitaux nécessaires, ils ne manquent pas... Il suffit de savoir les faire fructifier avec zèle, compétence, travail et honnêteté. Voici, pour l'édification du public, ce que rapportent le commerce et l'exportation des eaux minérales à l'étranger.

La station de St-Pellegrino, en Italie, modernisée et transformée depuis quelques années en une ville d'eaux minérales de premier ordre, et dont les eaux minérales ont de grandes analogies médicinales avec les eaux artésiennes d'Ostende, n'avait, il y a quelques années, que quelques milliers de visiteurs ; elle a eu depuis cinq ans, plus de *cinquante mille étrangers par saison. Son Palais des Thermes*, avec une galerie couverte pour les curistes et les buveurs d'eau naturelle, a plus de *cent mètres de longueur* et présente ce qu'on peut imaginer de plus beau et de plus grandiose. Tous les nouveaux hôtels, à tous prix, sont construits suivant les règles de l'hygiène et de l'architecture moderne.

L'exportation des eaux minérales naturelles de St-Pellegrino, qui n'était, en 1899, que 35,000 bouteilles, a atteint en 1909 le chiffre de *quatre millions deux cent et quatre-vingt huit bouteilles* !

Ce prodigieux succès est dû, non seulement au public, mais surtout à tout le corps médical et pharmaceutique. Tous les médecins, tous les professeurs des facultés de médecine d'Italie, s'intéressent à la prospérité des stations minérales et se sont constitués en une société de propagande qui a assuré l'avenir et la prospérité rapide et extraordinaire de St-Pellegrino !

La Compagnie de Vichy exporte chaque année *quatorze millions de bouteilles d'eau minérale naturelle.* Les hospices civils de Vichy touchent de la Compagnie thermale une redevance de *cinq centimes* par bouteille d'eau expédiée, et cela au profit des indigents français malades venant faire la cure d'eau à Vichy. De plus, la Compagnie de Vichy doit délivrer 50,000 bains gratuits par saison, lorsque les bains et douches payants atteignent le chiffre de 200,000 par saison. En 1909, 110,000 personnes étrangères ont séjourné à Vichy.

Vittel, petite ville vosgienne de 2,500 habitants, a des hôtels superbes et modernes, et le nombre des curistes augmente chaque année : Vittel exporte aujourd'hui *neuf millions de bouteilles* d'eau minérale par an.

Nauheim, près de Frankfort, petite ville si renommée pour ses eaux carbo-gazeuses, dans les affections cardiaques, et qui ne valent pas nos eaux de Spa, avait *3,000 étrangers en 1873*. Il y en a aujourd'hui près de *trente mille* ; l'an dernier, on a délivré à Nauheim *419,000 bains* en une saison, et chaque bain coûte au moins fr. 2.50. Il y a des bains qui coûtent jusque six francs.

Budapest, la plus grande ville thermale du monde, est fréquentée chaque année par plus d'un demi-million de baigneurs.

A Carlsbad, en 1888, il allait 32,000 étrangers ; en 1899, plus de 50,000, en 1910, plus de 68,000, et la preuve que ce sont des gens malades, qui vont là pour se soigner, c'est qu'à Carlsbad et à Vichy, il y a plus de cent médecins, pendant la saison thermale (1).

Je pourrais donner la statistique de la prospérité toujours croissante de toutes les villes et stations balnéaires de l'Europe, dont j'ai étudié et visité les principales,

(1) Le 23 juillet 1910, il y avait à Carlsbad 15,595 étrangers présents.

En 1910 on a exporté 75,000 kilog. de sel de Carlsbad et trois millions de bouteilles d'eau minérale.

mais ce serait inutile. Partout où les gouvernements
et les administrations publiques, aidés du *concours
intelligent des habitants et surtout des hôteliers*, ont
dépensé des millions pour embellir, moderniser et
outiller les villes balnéaires d'après les données scientifiques modernes, partout la fortune et la prospérité
des stations thermo-minérales et climatiques n'a fait
qu'augmenter chaque année d'une façon certaine et
durable.

Il en est de même de leur population régnicole : en
1870, Wiesbaden avait 34,000 habitants et recevait par
an 35,000 étrangers; en 1900, Wiesbaden, grande ville
de luxe, compte 86,000 habitants et 136,000 étrangers
par an; en 1910, 113,000 habitants et 210,000 étrangers.

Si nos villes d'eaux belges sont dans une situation
économique des plus précaires, des plus compromises,
c'est parce que le Belge n'a pas assez *d'idéal patriotique
et scientifique*, qui seul peut donner l'audace, le cou-
rage et la persévérance nécessaires pour surmonter les
difficultés et vaincre les obstacles. Cet idéal manque
trop souvent dans toutes les classes de la société belge;
on est trop routinier, jouisseur, égoïste, envieux, cacho-
tier ou *politicailleur* ! L'individualisme est condamné
à mourir devant la science positive et la solidarité
sociale. L'homme seul aujourd'hui est impuissant, et
sans la vulgarisation des sciences et *l'instruction obli-
gatoire gratuite et professionnelle*, les hommes dégé-
nèrent et les nations s'appauvrissent intellectuellement,
moralement et économiquement.

C'est pour instruire toutes les classes de la société,
pour initier tous les Belges aux trésors de l'exploitation
scientifique et pratique des villes thermales et climatiques admirables que nous possédons (Ostende, Spa,
Chaudfontaine, Genval, Chevron et toutes les villégia-

tures de notre beau littoral, de la Campine et des Ardennes) que *la Société d'hydrologie et de climatologie médicales de Belgique a été fondée* le 6 septembre dernier, lors de la belle réception du corps médical et pharmaceutique belge par la ville d'Ostende.

La Société d'hydrologie et de climatologie médicale est à la fois une œuvre scientifique, nationale et humanitaire. Il importe que tous les Belges qui s'intéressent à l'avenir et à l'honneur du pays fassent partie de cette société. La Belgique ne peut laisser périr de misère et d'abandon nos belles villes d'eaux, surtout Ostende et Spa, quant à l'étranger, les villes d'eaux sont une des plus grandes ressources du pays. Les villes d'eaux allemandes rapportent à l'empire allemand, chaque année, près d'un milliard de francs ! La Suisse, si instruite et si riche, est devenue l'hôtellerie et l'Eden international de l'Univers !

C'est pourquoi la Société d'hydrologie et de climatologie médicales de Belgique ne « doit pas être exclusivement composée de savants ni de spécialistes. La science aujourd'hui ne peut et ne saurait plus être le patrimoine de quelques privilégiés. La science doit être utile à chacun comme à tous; elle est, au XXᵉ siècle, utilitaire, sociale et humanitaire : c'est pourquoi elle intéresse toutes les classes de la société et pourquoi elle doit se populariser, se démocratiser pour devenir internationale et universelle. Il serait inutile d'étudier la biologie, la physiologie, la médecine, surtout la médecine thermale et climatique, basée sur l'hygiène des villes, sur l'efficacité thérapeutique des sources minérales naturelles et sur l'influence des divers climats, si le public y restait absolument indifférent et s'il continuait à en ignorer les bienfaits sur la santé, la préservation des maladies, le développement de l'énergie physique, intellectuelle et morale, ainsi que sur la régénération de la race humaine. »

La Société d'hydrologie et de climatologie médicales de Belgique, dont le siège social est à Bruxelles, Maison des Médecins, Grand' Place, a pour but principal de grouper et de réunir les savants, médecins, pharmaciens, chimistes, hôteliers, ingénieurs, architectes, économistes, artistes, etc., afin d'étudier scientifiquement et pratiquement tout ce qui concerne l'hydrologie et la climatologie, non seulement au point de vue médico-thérapeutique, mais encore de tout ce que l'hygiène, l'art et la science modernes exigent dans l'intérêt de l'organisation, du perfectionnement des installations balnéaires et climatiques, au point de vue de l'efficacité des cures d'eaux et d'air, de l'embellissement et du développement des parcs, des édifices des stations thermales et du progrès incessant de leur beauté et de leur richesse industrielle et commerciale du pays tout entier.

Les études de la Société comprennent notamment :

1. L'examen des questions scientifiques pures et leur application à l'hydrologie et à la climatologie médicales ;

2. La création de villes d'eaux minérales et de stations climatiques ; l'hygiène publique et privée et leurs applications ; l'art public appliqué à l'embellissement des stations ; l'outillage nécessaire en vue de leur exploitation rationnelle, scientifique et lucrative ;

3. La propagande en leur faveur par la Presse et par tous autres moyens ;

4. L'étude de la législation : rôle de l'État et des pouvoirs publics, de la protection des sources, privilèges nécessaires en vue du développement et de la prospérité des stations, etc. ;

5. L'administration économique et financière; taxes sur les étrangers (la cure-taxe des Allemands); organisation des emprunts nécessaires au développement des stations, ou à leur raccordement avec des villes et des contrées importantes par des voies nouvelles de communication rapide et facile : formation de sociétés fermières pour l'exploitation, etc.

La Société se compose : 1º de membres *effectifs* dont la cotisation annuelle est de *cinq francs;* 2º de membres *honoraires,* dont la cotisation annuelle est de *dix francs*; 3º de membres *protecteurs*, c'est-à-dire de personnes qui pourront contribuer à la prospérité de la Société par des dons généreux ou par une souscription d'au moins *cinq cents francs;* 4º de *membres d'honneur :* ce titre pourra être accordé, par décision de l'assemblée générale, aux personnes qui, par leur influence et leur dévouement à l'œuvre auront rendu d'éminents services à la Société.

Les souscriptions sont reçues :

Au secrétariat général, 25, rue de la Sablonnière, à Bruxelles.

Saint-Moritz, août 1911.

Dr JULES FÉLIX.

L'hôtel de cure et l'hôtel-pension modernes

On ne se fait aucune idée en Belgique de ce que c'est que l'hôtellerie moderne dans les villes thermales et les stations climatiques, de plus en plus prospères à l'étranger.

Le Belge croit qu'il suffit de louer la première maison bourgeoise, de la tenir bien propre, de meubler chaque chambre, petite ou grande, d'un bon lit et du mobilier de chambre à coucher, pour constituer *un hôtel*. Si cette disposition peut suffir à la rigueur et dans les petites localités de la campagne, pour les voyageurs de commerce et les hommes d'affaires, voyageant à la hâte et qui ne font que passer, il n'en est plus de même pour les villégiateurs et pour les malades qui séjournent au moins un mois, pour faire une cure d'eaux et d'air.

La chambre d'auberge de passage n'est plus tolérable dans ces cas. Il faut que *les curistes et les villégiateurs* trouvent le confort dans l'hôtel, même plus que celui qu'ils ont l'habitude d'avoir chez eux.

L'hôtel de cure et l'hôtel-pension doivent présenter les multiples agréments qui sont indispensables pour satisfaire et retenir les villégiateurs et les curistes les plus exigeants.

L'hôtel moderne, comme les Suisses, les Allemands, et les Italiens l'ont si bien compris depuis une vingtaine d'années, surtout dans les villes d'eaux et les stations climatiques, réunit tous les avantages et tout le confort désirables sous tous les rapports de l'existence, de la joie et de l'art de vivre même du *farniente*.

L'hôtel moderne exige donc une construction spéciale et des dépendances indispensables, que l'hygiène et la science de l'architecte ont déterminées d'une façon absolue et que nous allons exposer rapidement.

Conditions de la création d'un hôtel moderne :

1º L'orientation de l'hôtel est indispensable. Il faut choisir un terrain garanti de l'humidité, des vents et des intempéries des saisons pendant lesquelles il est ouvert.

2º L'hôtel doit être entouré de jardins spacieux, de parcs, où les malades et les villégiateurs peuvent se promener à l'aise, s'asseoir, faire la lecture, la causette, même se reposer sur des chaises longues à l'ombre des grands arbres, ou faire la cure de terrain pour exercer leurs membres rhumatisés ou plus ou moins paralysés, suivant les méthodes efficaces des médecins allemands, français et suédois et si en honneur à Baden-Baden, à Nauheim, à St-Moritz, à Bourbon-Lancy, à Plombières, à La Malou, à Vichy, à St-Pellegrino, etc., etc. Dans ces hôtels, dont les parcs ont parfois plusieurs hectares, comme le parc des hôtels Ditzchg à Rheinfelden, près de Bâle, qui a une superficie de onze hectares, sans compter la pêche et la chasse mises à la disposition des pentionnaires des hôtels, tous les agréments esthétiques, artistiques et sportiques sont réunis et font le complément de la cure : concerts trois fois par jour en plein air quand il fait beau temps, et dans le grand hall ou la salle des fêtes, le soir ou quand il fait mauvais temps. (1)

3º Le rez-de-chaussée de l'hôtel constitue un hall de dimensions proportionnées au nombre de pensionnaires qu'on peut y loger. Autour du hall se trouvent les cabinets de lecture, de correspondance, les salons de conversation et de musique, le fumoir, les bureaux de la poste, de renseignements, de l'administration et du directeur.

4º Les salles à manger, le restaurant se trouvent au rez-de-chaussée aussi; quelquefois au premier étage,

(1) Le parc de Nauheim a 150 hectares de superficie, et en 1904, le gouvernement du Grand-Duché de Hesse a obtenu des Chambres, pour les nouveaux travaux prévus, un crédit de 6.900.000 marks, répartis en huit ans. — Exemple à suivre en Belgique !

au-dessus des cuisines ou dans une aile du bâtiment séparé des chambres à coucher.

5º Les étages et aussi le rez-de-chaussée d'une partie spéciale de l'hôtel réservée aux malades, à proximité des bains, comme à Saint-Moritz (Engadine), sont occupés par les salons, les appartements et les chambres à coucher à la disposition des étrangers.

Les chambres à coucher sont bien éclairées, bien ventilées, chauffées à la vapeur et éclairées par l'électricité.

6º De larges vestibules, des escaliers vastes et faciles, les ascenseurs, les services sanitaires, les bains, les parquets aseptiques, le mobilier toujours hygiénique, mais plus ou moins luxueux d'après les étages et les prix, complètent l'organisation scientifique et pratique des hôtels modernes.

7º Dans les grands hôtels de 3oo à 4oo chambres, des buanderies modèles sont installées dans les dépendances, loin de l'hôtel. On voit par ce court exposé que l'*hôtel de cure* constitue une villégiature parfaite, où les pensionnaires trouvent l'organisation, et dans la direction des services divers le confort, les jouissances de la vie et les agréments exempts de toute préoccupation, de tous soucis, et qui procurent aux malades et aux surmenés du travail et des plaisirs, le repos, la vigueur et la santé.

Voilà ce que les voyages et l'étude sur place des principales villes d'eaux et des stations climatiques de l'Europe m'ont appris. Voilà ce que nos hôteliers de Belgique doivent apprendre et savoir, s'ils veulent, dans nos belles localités de notre littoral et des Ardennes, à l'air si pur et aux sites si pittoresques et si merveilleux, bâtir des hôtels-pensions modernes, qui feront la prospérité et l'honneur de la Belgique, comme ils font la richesse nationale des autres nations.

Le Congrès de la *Fédération d'Auvergne* vient de publier son rapport sur la situation économique comparée de cinq stations minéro-thermales d'Auvergne, en 1895 et en 1910.

En voici le résumé très instructif, qui pourra peut-être stimuler les Belges pour l'évolution complète des hôtels ou des stations thermales de notre beau pays : Les impôts payés en 1895 par les cinq stations d'Auvergne étaient de 257,000 francs. En 1910, ils s'élèvent à la somme totale de 521,000 francs. Cette énorme progression atteste l'extraordinaire développement de ces cinq villes d'eaux en quinze ans.

La Bourboule en 1895 avait 1,708 habitants.
      »   en 1910 en a   1,996   »

La Bourboule en 1895 avait 8,955 baigneurs.
      »   en 1910 en a 12,511   »

Chatel-Guyon en 1895 avait 1,640 habitants.
      »   en 1910 en a   2,000   »

Chatel-Guyon en 1895 avait 3,000 baigneurs.
      »   en 1910 en a   9,000   »

Le Mont-Dore en 1895 avait 6,713 étrangers.
      »   en 1910 en a 12,150   »

Royat   en 1910 a eu   6,000 étrangers.

Saint-Nectaire en 1895 avait   300 baigneurs.
      »   en 1910 a   3,000 étrangers.

Ce rapport évalue à au moins 17 millions de francs l'argent apporté par saison à ces cinq stations balnéaires.

Quand Vichy, depuis ses nouveaux bains, qui ont coûté une douzaine de millions, a vu s'élever le nombre des étrangers qui la fréquentent à 110,000 personnes; quand Baden-Baden compte 80,000 étrangers qui y *séjournent* par an, pourquoi l'industrie hôtelière moderne n'apporterait-elle pas la fortune dans nos belles villes thermales, au littoral et dans nos pittoresques Ardennes?

La science, le travail et la persévérance seuls peuvent réaliser ce grand problème économique et national!

Répétons donc le mot de Gambetta après le désastre de l'immortelle France :

« *Travaillons !* »

MASSART (J.), Profess^r à l'Université de Bruxelles.
Nos Arbres. Volume in-8º carré illustré de
238 figures dans le texte, d'une carte forestière de
la Belgique, relié . . . . Prix   4.00

**MASSART (J.). — Pour la protection de la nature
en Belgique**. Volume grand in-8º illustré de
350 figures et d'une carte des stations à protéger.   5.00

**MASSART (J.). — Esquisse de la Géographie
botanique de la Belgique**. Un volume gr. in-8º
de xi-332 pages, figures dans le texte et atlas de
216 phototypies simples, 246 phototypies stéréoscopiques, 9 cartes et 2 diagrammes. . . Prix   25.00
Un stéréoscope simplifié, destiné à l'examen des phototypies
stéréoscopiques, est joint à cet ouvrage.

**MASSART (J.). — Essai de Géographie bota-
nique des districts littoraux et alluviaux
de la Belgique**. Un volume grand in-8º de
viii-418 pages, figures dans le texte et atlas de
121 tableaux, 186 phototypies, 9 planches de
diagrammes et 14 cartes. . . . . . . Prix   30.00

**VAN DEN BROECK (E.), MARTEL (E.-A.) &
RAHIR (Edm.). — Les Cavernes et les
Rivières souterraines de la Belgique**, étu-
diées spécialement dans leurs rapports avec l'hydrologie des calcaires et avec la question des eaux
potables. 2 volumes gr. in-8º d'environ 1750 pages,
illustrés de 26 planches et de 435 similigravures,
cartes, plans et coupes. . . . . Prix   25.00

**VERHAS (G.). — Les Coquillages du littoral
belge**. Texte et dessins. Deuxième édition entièrement remaniée, volume in-16, illustré, relié. Prix   1.50

RECUEIL D'ŒUVRES de Léo Errera.
Vol. I-II. — *Botanique générale*, 2 volumes in-8º, avec por-
trait, planche et 74 figures dans le texte.
Vol. III. — *Mélanges* (vers et prose), 1 volume in-8º, avec
portrait.
Vol. IV. — *Physiologie générale, Philosophie*, 1 volume
in-8º, portrait et 41 figures dans le texte.
Le recueil d'œuvres de Léo Errera formera 5 volumes in-8º.
Chaque volume se vend séparément. Broché 5.00. Relié 6.00.

Carte générale de la partie méridionale de la mer du Nord, dressée d'après les sondages les plus récents, par C.-J. Van Miero, ingénieur-hydrographe de l'État belge, assisté par Em. Spysschaert, second de l'hydrographie . . . Prix   4.00

Introduction à l'Étude des Mollusques, par Paul Pelseneer, docteur agrégé à la Faculté des Sciences, à Bruxelles. Un volume in-8º, orné de 146 figures intercalées dans le texte . . . Prix   6.00

Le Ciel. *Son aspect, ses curiosités.* — Atlas élémentaire donnant l'aspect du ciel pour chaque mois de l'année, avec texte explicatif et description des principaux objets visibles dans une petite lunette, par L. Niesten. Album in-4º, texte et 14 planches en couleur . . . . Prix   2.00

Au Congo Belge. — *Chasse à l'éléphant.* — *Les indigènes.* — *L'administration*, par Maurice Calmeyn. Beau volume de luxe, grand in-8 de 600 pages, illustré de 270 similigravures, d'après des photographies non retouchées
Broché . . . . Prix   12.00
Relié . . . . »   15.00

Les Origines du Bassin de l'Escaut, par E. Van Overloop, 1890. — In-8º, avec 2 grandes cartes.   5.00

www.ingramcontent.com/pod-product-compliance
Ingram Content Group UK Ltd.
Pitfield, Milton Keynes, MK11 3LW, UK
UKHW022009170726
13837UKWH00001B/75